INFARTO

Antes, Durante e Depois
QUEBRANDO MITOS

Dr. André Luis Valera Gasparoto

INFARTO
Antes, Durante e Depois
QUEBRANDO MITOS

©2018 Editora Manole Ltda. por meio de contrato de coedição com o autor
e patrocínio da BP – A Beneficência Portuguesa de São Paulo.

Minha Editora é um selo editorial Manole Conteúdo.

EDITORA GESTORA: Sônia Midori Fujiyoshi
EDITORA: Cristiana Gonzaga S. Corrêa
COORDENAÇÃO E PRODUÇÃO EDITORIAL: Visão Editorial
PROJETO GRÁFICO E DIAGRAMAÇÃO: Visão Editorial
CAPA: Sopros Design
ILUSTRAÇÃO DA CAPA: Kimonoo by Denis Mono

Dados Internacionais de Catalogação na Publicação (CIP)
(CÂMARA BRASILEIRA DO LIVRO, SP, BRASIL)

Gasparoto, André Luis Valera
Infarto : antes, durante e depois : quebrando
mitos / André Luis Valera Gasparoto. -- Barueri, SP :
Manole, 2018.
Bibliografia.
ISBN 978-85-204-5655-2
1. Coração - Doenças 2. Infarto 3. Infarto do
miocárdio - Prevenção - Obras populares I. Título.

17-11132   CDD-616.1237
NLM-WG 200

Índices para catálogo sistemático:
1. Infarto do miocárdio : Medicina 616.1237

Todos os direitos reservados.
Nenhuma parte deste livro poderá ser reproduzida, por
qualquer processo, sem a permissão expressa dos editores.
É proibida a reprodução por xerox.
A Editora Manole é filiada à ABDR – Associação Brasileira de Direitos Reprográficos.

1ª edição – 2018

EDITORA MANOLE LTDA.
Avenida Ceci, 672 – Tamboré
06460-120 – Barueri – SP – Brasil
Tel.: (11) 4196-6000 – Fax: (11) 4196-6021
www.manole.com.br | info@manole.com.br
Impresso no Brasil | *Printed in Brazil*

São de responsabilidade do autor as informações contidas nesta obra.

Aos meus pais, Flávio e Célia, minhas referências de ética, de amor incondicional e de dedicação ao próximo. À minha irmã Melina, que, mesmo com suas críticas, no fundo sempre me apoiou. Aos meus familiares, especialmente ao maior fã que tive, o "Vô Fiori", e meu tio "Claudião", que partiram há pouco tempo, deixando um grande vazio. A todos os profissionais da BP – A Beneficência Portuguesa de São Paulo, que amenizam o clima do trabalho, deixando-o sempre prazeroso. Aos amigos pilotos de motovelocidade, que, em cima de duas rodas, me ajudam a recarregar as energias. À minha esposa Rafaela, que compreende as poucas horas que passo em casa em função do trabalho e apoia tudo que faço, exceto ser piloto de motovelocidade. Ao meu filho Gabriel, que transformou o meu sentido da vida e que me faz querer voltar logo para casa todos os dias.

SOBRE O AUTOR

ANDRÉ LUIS VALERA GASPAROTO
Graduado em Medicina pela Faculdade de Medicina de Petrópolis, RJ.
Cardiologista.
Intensivista.
Cardiologista Intervencionista.
Membro Titular da Sociedade Brasileira de Cardiologia (SBC).
Membro Titular da Associação de Medicina Intensiva Brasileira (Amib).
Membro da American Heart Association (AHA).
Instrutor do curso de *Advanced Cardiac Life Support* (ACLS).
Preceptor em Residência Médica em Cardiologia e Terapia Intensiva.
Coordenador da Unidade de Terapia Intensiva Cardiológica do Hospital BP, unidade hospitalar da BP – A Beneficência Portuguesa de São Paulo.

SOBRE O REVISOR TÉCNICO

CARLOS ALBERTO GONNELLI

Graduado em Medicina pela Faculdade de Medicina de Catanduva – SP.

Cardiologista.

Intensivista.

Membro Titular da Sociedade Brasileira de Cardiologia (SBC).

Membro Titular da Associação de Medicina Intensiva Brasileira (Amib).

Membro Titular da Sociedade Europeia de Cardiologia.

Preceptor em Residência Médica em Terapia Intensiva.

Gestor da Unidade de Terapia Intensiva Cardiológica do Hospital BP, unidade hospitalar da BP – A Beneficência Portuguesa de São Paulo.

DEDICATÓRIA ESPECIAL

Há alguns anos, tive o imenso prazer de conhecer Emerson Scapaticio, um ser humano incrível que se tornou muito especial em minha vida.

Naquela época, fazia parte da minha rotina sair aos domingos de manhã com um grupo de amigos para andar de moto. Em um desses domingos, conheci Emerson e, com o passar do tempo, a nossa amizade se fortaleceu muito.

Junto com outros motociclistas, fundamos o nosso motoclube, chamado "Selvagens". Depois de alguns anos, enquanto uns continuaram nas ruas e estradas, outros ficaram apenas nos autódromos (que foi meu caso e do Emerson). Ele se tornou um irmão!

Há pouco tempo, lamentavelmente Emerson nos deixou em razão de um grave acidente que ele sofreu no local que mais gostávamos de correr, o Autódromo de Interlagos. Felizmente ou infelizmente, eu não estava lá naquele dia, pois eu tinha compromissos em dois congressos em São Paulo.

Com saudades, todos os dias eu me lembro de que nunca brigamos e que sempre estávamos rindo.

Emerson, meu querido amigo Cereja, você faz muita falta! Esteja onde estiver, você estará sempre no lado esquerdo do meu peito. Continue enviando a mim, a seus outros amigos e a seus familiares as suas fortes energias positivas, aquelas que irrompiam de ti espontaneamente o dia todo.

Em razão dessa adversidade, você não verá este livro, assim, pronto. Entretanto, sabemos que você foi a única pessoa que leu todo o seu conteúdo antes de ser publicado, no intervalo entre as baterias de corridas naquele belo domingo ensolarado.

Sim, de alguma forma, você se foi; mas, de várias outras, estará vivo para sempre. Afinal, como diz Chico Xavier, *a morte não separa os que amam.*

Você é inesquecível, pois amor fraternal nunca morre.

SUMÁRIO

MENSAGEM DA BP – A BENEFICÊNCIA PORTUGUESA
DE SÃO PAULO **15**
AGRADECIMENTOS **19**
APRESENTAÇÃO **21**
PREFÁCIO **25**
PREÂMBULO **29**

CAPÍTULO 1   MANIFESTAÇÕES DO INFARTO   **33**
CAPÍTULO 2   DIANTE DE UMA POSSÍVEL PARADA CARDÍACA,
O QUE SE DEVE FAZER?   **37**
CAPÍTULO 3   PRONTO-SOCORRO   **43**
CAPÍTULO 4   DEFINIÇÃO DE INFARTO E O TRATAMENTO DE
URGÊNCIA   **47**
CAPÍTULO 5   INFARTO "COMPLICADO"   **53**
CAPÍTULO 6   O MEDO DA MORTE   **55**
CAPÍTULO 7   A TRANSFERÊNCIA PARA A UTI   **59**

| CAPÍTULO 8 | O QUE ESPERAR APÓS A ALTA DA UTI? | **63** |

CAPÍTULO 8   O QUE ESPERAR APÓS A ALTA DA UTI?   **63**
CAPÍTULO 9   RETORNANDO PARA CASA   **65**
CAPÍTULO 10   UMA SÍNTESE SOBRE INFARTO E DOENÇAS
CARDIOVASCULARES   **67**
CAPÍTULO 11   COMO PREVENIR OUTRO INFARTO OU EVENTO
SIMILAR (PREVENÇÃO SECUNDÁRIA)   **71**
CAPÍTULO 12   MITOS E DÚVIDAS FREQUENTES   **93**
CAPÍTULO 13   CURIOSIDADES   **107**

POSFÁCIO   **115**
MENSAGEM FINAL   **121**

MENSAGEM DA BP – A BENEFICÊNCIA PORTUGUESA DE SÃO PAULO

A Cardiologia está no DNA da nossa instituição e é uma das especialidades na qual somos referência no mercado de saúde. A estrutura abrange a cadeia completa de cuidados nessa área, desde a prevenção, passando por diagnósticos e chegando a diversos tipos de tratamentos e terapias, inclusive (e especialmente) de alta complexidade. Estamos constantemente preocupados em oferecer as mais modernas tecnologias que permitem exames de ponta, procedimentos minimamente invasivos e a melhor conduta assistencial para todos os nossos clientes.

A BP Medicina Diagnóstica, uma das nossas unidades, oferece exames laboratoriais, de imagem, de métodos gráficos e terapias minimamente invasivas para a identificação precoce e tratamento de doenças cardiológicas. Os exames e procedimentos disponíveis são abrangentes e vão desde o teste ergométrico, um dos mais conhecidos, até a colocação de Mitraclip® para auxiliar no funcionamento da válvula mitral.

A área de Hemodinâmica do Hospital BP, local onde são realizados exames como o cateterismo e procedimentos como a angioplastia, tem uma das estruturas mais modernas da América Latina, com equipamentos de última geração distribuídos em 7 salas para a realização de procedimentos cardiológicos, diagnósticos e terapêuticos. São 54 leitos de recuperação com assistência de uma equipe multiprofissional em tempo integral. Com essa estrutura, é possível realizar cerca de 10 mil intervenções por ano, o que torna essa divisão a de maior produtividade do continente sul-americano.

Mas não é apenas na assistência que a Cardiologia da BP é reconhecida. A BP Educação e Pesquisa, unidade na qual concentramos todas as nossas frentes de produção e difusão de conhecimento, é responsável por reunir o saber gerado por um sem número de profissionais das mais diversas áreas de atuação. E a Cardiologia é uma das especialidades de destaque nesse universo. Cerca de 15% de todas as pesquisas são nessa área, dispomos de mais de 30 residentes e especializandos em diversas subespecialidades cardiológicas e realizamos diversos congressos e simpósios ao longo do ano.

Portanto, apoiar o lançamento de um livro na área de Cardiologia é algo natural para a BP. Especialmente quando o autor é um profissional que construiu toda sua trajetória profissional conosco e produz um conteúdo relevante e que vem ao encontro do nosso empenho em conscientizar os clientes e a população em geral sobre a importância da prevenção. É isso que fazemos, por exemplo, na BP Vital, uma rede de clínicas e consultórios com diversas especialidades médicas que atua com foco preventivo e de forma integrada com os demais serviços da BP, propiciando um espaço privilegiado de conversas sobre saúde. Ao apoiar projetos como este livro, estamos levando adiante e de forma mais ampla a difusão de conhecimento e esse cuidado preventivo em saúde.

Luiz Eduardo Loureiro Bettarello

Superintendente-executivo Médico e de Desenvolvimento Técnico da BP – A Beneficência Portuguesa de São Paulo

SOBRE A BP – A BENEFICÊNCIA PORTUGUESA DE SÃO PAULO

A Beneficência Portuguesa de São Paulo agora é **BP**, um polo de saúde composto por 7 unidades, sendo 4 ofertas hospitalares e 3 que contemplam outros serviços de saúde e de educação e pesquisa. A BP possui mais de 220 mil m² construídos, 8.000 colaboradores e mais de 4.500 médicos distribuídos em 8 edifícios e cerca de 50 clínicas nos bairros da Bela Vista, onde são concentrados os serviços privados, e da Penha, onde são oferecidos os serviços para clientes encaminhados via regulação pelo Sistema Único de Saúde (SUS).

As unidades da BP são: **Hospital BP**, referência em casos de alta complexidade, com pronto-socorro geral e corpo clínico especializado para clientes de planos de saúde e particulares; **BP Mirante**, hospital que oferece um corpo clínico renomado, pronto atendimento privativo, hotelaria personalizada e cuidado intimista para clientes particulares e de planos de saúde *premium*; **BP Essencial**, hospital com foco na qualidade assistencial e que oferece acomodações compartilhadas para clientes de planos de saúde básicos e particulares; **BP Hospital Filantrópico**, que oferece cuidado humanizado e eficaz para clientes encaminhados via regulação pelo Sistema Único de Saúde (SUS); **BP Medicina Diagnóstica**, um completo e atualizado centro de diagnósticos e de terapias, que oferece exames laboratoriais, de imagem, de métodos gráficos e de todas as outras especialidades diagnósticas; **BP Vital**, uma rede de clínicas com diversas especialidades médicas e que atua de forma integrada com os demais serviços da BP; e **BP Educação e Pesquisa**, tradicional formadora de profissionais de saúde que oferece cursos, especializações e é responsável por gerenciar mais de 100 estudos e pesquisas na área da saúde.

AGRADECIMENTOS

Ao Dr. Amarildo Batalha, por me apoiar desde o início de minha carreira profissional.

Ao Dr. Carlos Gonnelli, por confiar em minha capacidade quando poucos confiariam e ter aceitado participar deste projeto.

Ao Dr. Fernando Gomes Pinto, por abraçar este projeto e me guiar na execução burocrática.

Ao Prof. Dr. Noedir Stolf, pessoa ímpar com quem tenho o prazer de conviver há anos, por aceitar escrever o Prefácio deste livro tecendo elogios a mim, que sequer mereço.

Ao Prof. Dr. Sérgio Almeida de Oliveira, referência a todos nós, médicos, no sentido amplo de fazer Medicina, por redigir a Apresentação desta obra e, principalmente, por dedicar horas revisando este texto junto comigo.

À BP – A Beneficência Portuguesa de São Paulo, por acreditar neste projeto, fornecendo todo o apoio que qualquer pessoa deseja quando tem algo a fazer.

APRESENTAÇÃO

Agradeço ao dr. André Luis Valera Gasparoto pelo convite para escrever a apresentação deste livro dirigido ao público não médico. Baseada na grande vivência que o autor adquiriu ao longo de muitos anos cuidando de pacientes nas Unidades de Tratamento Intensivo ou Unidades Coronarianas do Hospital BP, unidade hospitalar da BP – A Beneficência Portuguesa de São Paulo, esta obra é muito oportuna.

Com o aumento da expectativa de vida da população brasileira constatado nas últimas décadas, as doenças degenerativas se tornaram mais frequentes. Dentre essas doenças, o infarto do miocárdio tem grande prevalência e enorme importância em razão do elevado potencial de risco de morte e da presença de sequelas que comprometem a qualidade de vida, quando não é tratado prontamente e de forma adequada.

O infarto do miocárdio é a manifestação aguda da oclusão (entupimento) de uma artéria coronária, provocando sofrimento (isquemia) e morte (necrose) do músculo cardíaco (miocárdio). Esse quadro é habitualmente precedido por episódios intermitentes e progressivos de dor precordial (denominado angina), culminando com o infarto. As crises de angina (dor em aperto) devem despertar no paciente a necessidade de procurar assistência médica, que eventualmente poderá evitar a progressão para o infarto. Entretanto, em aproximadamente um terço dos casos o infarto será uma ocorrência súbita, podendo, até mesmo, iniciar-se com uma parada cardíaca, ou morte súbita, se não for atendido pronta e corretamente. Por essas razões, a atitude correta é a prevenção da doença coronariana e, portanto, do infarto, como será didática e minuciosamente mostrada neste livro.

Com os modernos recursos disponíveis atualmente para prevenção, tratamento e reabilitação física e psicológica dos pacientes, o retorno a uma vida saudável é uma realidade cada vez mais presente.

O dr. André mostra, com precisão, como o atendimento aos pacientes com infarto do miocárdio tem mudado consistentemente nos últimos anos, procurando tornar as unidades de tratamento intensivo mais humanizadas. O antigo conceito sobre a necessidade de isolamento do paciente para melhor protegê-lo felizmente está superado. Sem perder a eficiência necessária, as novas unidades asseguram aos pacientes um ambiente com a possível privacidade e, claro, com a presença e o apoio de familiares. O paciente grave, fragilizado pela doença e pelo sofrimento, teme a proximidade da morte e necessita do apoio de um médico, seja por meio de uma palavra, de um sorriso ou pela paciência em ouvi-lo com atenção, ajudando-o a superar as dificuldades enfrentadas.

Parabéns ao dr. André Luis Valera Gasparoto pela publicação deste livro, que será muito bem recebido e muito útil aos pacientes e seus familiares.

Sérgio Almeida de Oliveira

Professor Emérito Titular de Cirurgia Torácica e Cardiovascular da Faculdade de Medicina da Universidade de São Paulo

PREFÁCIO

Habitualmente, na área médica científica, os livros têm um editor que convida vários autores para escreverem os diversos capítulos. Na presente publicação, o dr. André Gasparoto é o único autor do livro, o que confere maior homogeneidade e evita repetições.

Os livros destinados aos médicos, tanto os editados no Brasil quanto no exterior, são numerosos na área de Cardiologia. São textos que cobrem as várias áreas ou somente alguns aspectos da especialidade.

Já os textos destinados aos leigos são raros. No entanto, as doenças cardiovasculares são extremamente frequentes em todo o mundo, exceto nos países subdesenvolvidos da África Subsaariana. Assim, a escolha do tema "infarto" pelo dr. Gasparoto é muito feliz, porque é uma ocorrência frequente que, por se apresentar de forma aguda, encontra o paciente e sua família despreparados e fragilizados.

Esta obra cobre todos os aspectos relativos ao infarto do miocárdio. Consegue a proeza de traduzir em linguagem acessível ao leigo as causas anatômicas e os mecanismos funcionais que levam a este frequente e potencialmente letal evento cardiológico agudo. As informações sobre os sintomas e o diagnóstico – que muitas vezes não são valorizados pelos pacientes – são de grande magnitude. As alternativas de tratamento são explicadas de maneira bastante didática. As várias fases e os diversos locais de atendimento são também abordados, desde a sala de emergência até a alta do hospital. As medidas para prevenir novos eventos cardíacos são amplamente discutidas, incluindo aquelas que se referem ao estilo de vida, à medicação e ao controle de doenças que predispõem à doença das coronárias, considerando a importância de cada uma delas. O retorno às atividades física e sexual, preocupações constantes dos pacientes, é esclarecido adequadamente.

Na parte final, curiosidades e dúvidas frequentes dos pacientes e familiares são apresentados, oferecendo valiosos esclarecimentos.

Antes de encerrar, o dr. Gasparoto abre o seu coração, comentando os obstáculos enfrentados para atingir seu objetivo de se graduar em Medicina e realizar a sua formação especializada em Cardiologia e UTI.

A obra de um autor é indissociável da sua personalidade. Nesse sentido, posso falar de cátedra, pois conheço o autor há muitos anos e convivo diariamente com ele. André Gasparoto é um dos profissionais que formam a competente equipe da UTI Cardiológica do Hospital BP, unidade hospitalar da BP – A Beneficência Portuguesa de São Paulo. É essa UTI que recebe nossos pacientes operados de cirurgia cardíaca. Esse convívio evidencia as características do profissional André Gasparoto: conhecimento na área de Cardiologia e UTI, capacidade de decisões rápidas e adequadas e liderança em uma equipe de profissionais competentes; isso tudo aliado a um excelente relacionamento com os pacientes, familiares e colegas médicos. Essas qualidades são fundamentais para o bom atendimento aos pacientes de forma indireta e direta. E essas mesmas qualidades se refletem também na elaboração deste livro, compreensível para o público leigo e de leitura agradável.

*** Noedir A. G. Stolf***
Professor Emérito e Sênior da Faculdade de Medicina
da Universidade de São Paulo.
Ex-diretor da Divisão Cirúrgica e
Presidente do Conselho Diretor do Incor

PREÂMBULO

Até pouco tempo atrás, nunca havia pensado em publicar algo direcionado a pacientes e seus familiares, ou seja, ao público não médico.

Também não decidi escrever este livro com base no que aprendi na faculdade e nas especializações ou com os médicos ávidos por conhecimento em Cardiologia, Terapia Intensiva e Cirurgia Cardíaca com quem convivo diariamente no Hospital BP, unidade hospitalar da BP – A Beneficência Portuguesa de São Paulo.

Revirando as minhas memórias, entendi que tudo começou há uns vinte anos, quando meu pai foi acometido por um infarto. Naquela época, eu ainda era um estudante de Medicina, na fase mais inicial possível, e não tinha a menor noção do que estava acontecendo.

Em um feriado de Páscoa, eu viajei de Petrópolis (RJ) para Birigui (SP), minha terra natal. Ao chegar, em vez de encontrar meu pai me esperando na descida do ônibus, como de costume, encontrei meu tio. Imediatamente, meu sexto sentido indicou que havia algo errado.

Perguntei, então, onde estava meu pai, e, após algumas gaguejadas, meu tio me contou sobre o infarto e informou que meu pai estava em São José do Rio Preto (SP), a duas horas dali. A partir daquele momento, nem senti o habitual cansaço das quase quinze horas de viagem no ônibus. Pensando apenas que meu pai iria morrer, agi apressadamente. Perguntei ao meu tio se ele sabia o caminho até o hospital, assumi o volante do carro, mesmo que a minha habilitação vencesse exatamente naquele dia, e, sem acreditar no meu tio (que dizia que meu pai estava bem), coloquei nossas vidas em risco ao dirigir sem respeitar os limites de velocidade e completamente desesperado.

Até hoje, ainda fico um pouco desnorteado com essas recordações.

Chegamos rapidamente ao hospital. Adentrei correndo e fui ao quarto em que ele estava – pois já havia recebido alta da UTI. Quando lá cheguei, meu pai estava sentado, com as pernas cruzadas, dando boas risadas e conversando sobre assuntos do dia a dia.

Aos prantos, eu falei: — "Vocês estão de sacanagem comigo, não é?".

Entretanto, não era brincadeira. Ele realmente tinha infartado há cinco dias e estava de alta da UTI. Minha família preferiu não me contar o ocorrido, pois todos sabiam que eu estava em semana de provas na faculdade e que, logo em seguida, estaria em Birigui junto com eles.

Portanto, eu também já estive do lado não médico e sei o quanto é angustiante para familiares e pacientes receberem esse diagnóstico.

Este livro foi escrito, então, com base nas minhas lembranças e experiências, colhidas e guardadas em minha mente após trabalhar, por mais de dez anos, em Emergência (pronto-socorro e resgates com ambulância), em UTI cardiológica e em consultório. Além de informações, recomendações, esclarecimentos e curiosidades, divido com vocês, leitores, a dor que também sentimos, como médicos, ao tentar amenizar a dor do próximo (paciente e familiares).

O objetivo principal desta obra é desmitificar o infarto – sem nenhuma pretensão de dizer que se trata de um problema benigno.

Com uma linguagem clara, evitando termos técnicos e utilizando analogias para facilitar o entendimento, tento explicar, de forma leve e descontraída, desde os momentos antes do diagnóstico confirmatório até o retorno do paciente às suas atividades habituais. Tudo isso embasado nas últimas atualizações nacionais e mundiais sobre o tema, com a análise técnica do dr. Carlos Alberto Gonnelli, cardiologista há mais de trinta anos, extremamente experiente e conceituado.

Uma boa leitura a todos.

1 MANIFESTAÇÕES DO INFARTO

Não é objetivo deste livro discutir sobre tudo o que deveria ser feito para evitar o infarto, como perder peso, não ser sedentário, cuidar da hipertensão, do diabete, etc., até porque não acredito que exista um leitor que desconheça os principais fatores de risco relacionados às doenças cardiovasculares (pode não aplicar as prevenções em seu dia a dia, mas as conhece, sim!).

O foco, aqui, é discutir a respeito do paciente que apresenta algum tipo de dor que pode estar relacionada ao infarto.

O infarto decorre de uma obstrução aguda em algum ponto da circulação coronariana. Através das coronárias, o coração recebe os nutrientes e o oxigênio para mantê-lo vivo e funcionante.

Após a ocorrência dessa obstrução, o infarto pode ser muito ameaçador e acarretar graves sequelas ou até morte, que ocorre quando grandes áreas perdem a irrigação. Por outro lado, quando a área que deixa de ser irrigada (perfundida) é pequena, o risco de morte é menor.

Vale a pena ressaltar que não existe infarto benigno ou leve, pois a área que perde a irrigação, por menor que seja, é capaz de gerar arritmias graves (alterações do ritmo cardíaco) e levar à morte – por isso é necessária a monitorização cardíaca contínua de todos os pacientes. O quarto capítulo deste livro explora um pouco mais a fundo o mecanismo que gera o infarto.

Antes de falar sobre as características mais comuns da dor de quem possivelmente esteja infartando e para complicar um pouco a vida do médico que trabalha no setor de emergência, uma das maiores referências em Cardiologia do mundo, dr. Braunwald, especialmente do ponto de vista de publicações, certa vez, em um congresso, usou uma frase inesquecível quando questionado sobre a dor: "Em pronto-socorro, dor do umbigo para cima tem que se descartar infarto".

Todos ficaram espantados com a afirmação, porém, até um certo ponto isso é verdade, pois existe uma gama de variações na apresentação da dor torácica.

Por outro lado, a frase é um exagero – o que não indica nenhum demérito, na minha opinião, pois esse médico em questão é responsável por cerca de 80% dos livros-texto em Cardiologia Clínica que já li.

É importante ressaltar que 30% dos infartos se apresentam com sintomas totalmente incomuns ou sequer apresentam sintomas, especialmente em diabéticos e mulheres.

A clássica dor no peito relacionada ao infarto é aquela que se localiza no lado esquerdo do tórax, podendo caminhar para os braços (principalmente o esquerdo), para a mandíbula e para a região dorsal. É descrita e relatada pela maioria dos pacientes como um aperto/opressão dentro do tórax ou como uma facada, com duração superior a 20 minutos, que eventualmente é aliviada com repouso absoluto ou com medicamentos específicos que devem ser colocados embaixo da língua. Mesmo quando há alívio da dor, não se deve descartar o infarto.

Se você já foi acometido por um infarto, já fez uma angioplastia ou cirurgia cardíaca com revascularização do miocárdio (as famosas pontes de safena), for portador de diabete ou tabagista e sentir a dor torácica descrita (ou mesmo que não tenha nenhum desses fatores, mas apresente as características citadas nos parágrafos anteriores), não espere melhorar e vá imediatamente a um pronto-socorro, pois você certamente é uma pessoa de maior probabilidade de estar na fase inicial de um infarto agudo do miocárdio. Não postergue o que pode gerar uma morte súbita.

2 DIANTE DE UMA POSSÍVEL PARADA CARDÍACA, O QUE SE DEVE FAZER?

Estima-se que a parada cardíaca seja a primeira manifestação do infarto em até 20% dos casos. Entretanto, grande parcela desses pacientes apresenta sintomas vagos nas últimas horas antes da parada cardíaca, como tonturas, mal-estar inespecífico, dores mal definidas, entre outras inúmeras queixas. É melhor pecar por excesso e buscar auxílio médico aos primeiros sinais do que enfrentar uma parada cardíaca em casa.

Contudo, às vezes não há tempo de procurar auxílio antes do fato ocorrer. Quando uma pessoa se encontra diante de alguém inconsciente, em possível parada cardiorrespiratória, esse é, sem dúvida, um dos piores momentos que se pode passar. Para piorar a angústia, essa pessoa pode ser da família e pode não haver nenhum profissional da área de saúde por perto para ajudar. Ter que socorrer um familiar em iminência de morte requer muito autocontrole.

Até mesmo para os profissionais treinados, com todos os recursos à disposição, é um dos momentos de maior estresse no trabalho. Diante desse ímpeto, é fundamental manter a calma, a ordem da ressuscitação e definir a função de cada um.

Quando essa situação acontece em casa, não há profissionais da saúde, nem recursos, nem calma. O nível de estresse certamente aumenta, e muito! Por isso, é imprescindível que todos tenham acesso a algumas informações básicas sobre como ajudar uma pessoa que está infartando.

Nos EUA, grande parte da população faz o curso (e depois se atualiza) de Suporte Básico de Vida (*Basic Life Support* – BLS). Assim, de certa forma, os estadunidenses estão mais preparados para o início de uma possível reanimação do que os brasileiros.

Por mais estressante que seja, tanto em casa quanto em via pública, é preciso seguir o que chamamos de "corrente de sobrevivência". Trata-se de uma ferramenta para organizar de forma lógica o atendimento da parada cardiorrespiratória (PCR), de modo que seja o mais efetivo possível.

INCONSCIÊNCIA

Quando a pessoa está inconsciente e não responde às solicitações, deve-se pensar imediatamente em parada cardiorrespiratória. Assim, a primeira atitude a ser tomada é ligar para o Sistema de Atendimento Móvel de Urgência (SAMU), discando 192, e explicar, de forma rápida e clara, que você está diante de uma possível parada cardíaca.

INÍCIO RÁPIDO DA RESSUSCITAÇÃO

Ao mesmo tempo em que se chama o SAMU, devem ser iniciadas as compressões torácicas (massagem cardíaca) com a vítima deitada de barriga para cima, comprimindo entre o terço distal do esterno (o osso que está localizado no meio do tórax) e as costelas do lado esquerdo do tórax (Figura 1).

Essas compressões devem ser realizadas em uma frequência de 100 a 120 vezes por minuto, preferencialmente com os dedos das mãos entrelaçados. Elas devem gerar um afundamento de 5 cm no tórax, que deve retornar à posição normal antes de cada nova compressão.

O ideal é revezar com outra pessoa a cada 2 minutos, pois realizar a reanimação é muito desgastante. Recomenda-se que as pessoas que não estão ajudando se afastem, a fim de facilitar o trabalho e permitir mais circulação de oxigênio.

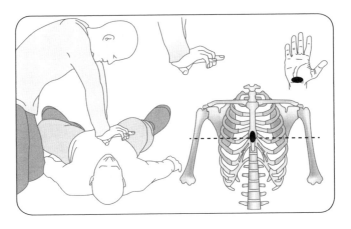

Figura 1. Massagem cardíaca.

Dados atuais não demonstram que realizar respiração boca a boca reduz a mortalidade, portanto, essa parte de ventilação deve ser praticada pelos profissionais da área de saúde.

Se a vítima retornar à consciência e apresentar pulso palpável, deve-se colocá-la de lado até a ambulância chegar. Caso não retorne e permaneça inconsciente, é preciso continuar com as compressões em esquema de revezamento a cada 2 minutos, com a menor perda de tempo possível entre as trocas.

Diante dessa situação em um ambiente com desfibriladores externos automáticos (DEA), como aeroportos ou grandes áreas comerciais, deve-se seguir a mesma sequência já descrita; porém, ao iniciar as compressões, é preciso solicitar que alguém providencie e traga o DEA. Se nunca tiver recebido algum tipo de treinamento para usar o DEA, peça a ajuda de pessoas capacitadas.

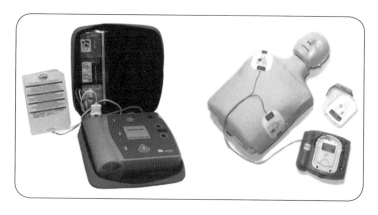

Figura 2. Aparelho de DEA, manequim e pás para aplicar choques.

Não se deve interromper as compressões enquanto se espera pelo DEA. Após sua chegada, retire os adesivos e cole as pás no tórax da vítima como mostra a Figura 2. As pás devem ser coladas abaixo do osso da clavícula direita e abaixo do mamilo esquerdo.

O aparelho realizará a leitura do ritmo e explicará o que deve ser feito: ritmo não chocável, retorne às compressões; ritmo chocável, afaste-se.

Após aplicar o choque, deve-se reiniciar as compressões, repetindo a sequência de compressões torácicas 100 vezes por minuto e, a cada 2 minutos, fazer uma pausa para que o aparelho faça a leitura e informe se deve ser aplicado um novo choque ou não. Repetir essa mesma sequência até a chegada da ambulância.

Caso a vítima seja reanimada com sucesso, deve-se mantê-la deitada de lado, com as pás colocadas em seu peito, e a cada 10 segundos verificar se os pulsos se mantêm presentes, enquanto se aguarda por ajuda.

Mesmo com pessoas leigas treinadas, as taxas de sobrevida de PCR em ambiente fora do hospital são muito baixas, girando em torno de 5%. Esse número só poderá melhorar com ações de educação e investimento na compra de DEAs em ambientes com grande circulação de pessoas.

Se houver sucesso na reanimação, a equipe especializada encaminhará o paciente ao pronto-socorro.

3 PRONTO-SOCORRO

Há dois grupos extremos que frequentam o PS: um grupo vai pelas queixas mais insignificantes e faz questão de dividir tudo com o médico, nem que para isso tenha que esperar 5 horas; já o outro só aparece no PS literalmente arrastado ou morto. Há também uma terceira parcela, os moderados, cujo comportamento corresponde a um meio-termo entre os dois extremos.

Em relação à dor no peito, um fato interessante é que ela independe do grupo do qual uma pessoa faz parte: por mais durona que seja, se ela tiver que escolher ir ao PS por uma dor de intensidade 9 de 10 no joelho ou uma 5 de 10 no peito, a pessoa vai pela dor no peito. Creio que, até por um instinto primitivo de sobrevivência, as pessoas, mesmo que inconscientemente, associam a dor no peito à morte, enquanto a do joelho dificilmente terá o mesmo resultado.

No contexto deste livro, a angústia diante da situação começa a aumentar quando o paciente e seus familiares descartam a possibilidade de um problema menor, como gases intestinais (flatulência), e decidem que devem se dirigir ao pronto-socorro (PS).

A ansiedade aumenta, os batimentos cardíacos elevam-se, a sudorese fria deixa até as partes íntimas molhadas; a impressão é de que o coração quer sair pela boca no momento em que se dirige ao PS. O celular em pleno vapor avisa os filhos, pedindo ajuda para cuidar das plantas ou do cachorro que ficou em casa. É, realmente, um momento de muito estresse.

Chegando ao PS (pelo menos naqueles que possuem uma infraestrutura adequada), o paciente, após uma breve triagem, será recebido por uma equipe treinada para situações em que a vida está sob risco.

Tudo que não for emergência naquele momento será deixado em segundo plano, e um grupo de profissionais (médicos, enfermeiros, técnicos de enfermagem, coletores de exames laboratoriais) irá se dedicar a atender o paciente e tentar passar alguma tranquilidade para os familiares.

Certamente é muito tenso para o paciente que está deitado na maca, pois tudo que ele vê é o branco do teto (algumas vezes, deve passar pela cabeça se o que está vendo é o céu). Enquanto isso, o médico, por mais preparado que seja, também está sob forte tensão, pois é um momento crítico e toda a atenção pode ser pouca.

O médico vai colhendo a história e os dados necessários com a vítima, enquanto outro profissional segue tirando a roupa da vítima e colando eletrodos em sua pele para realizar o eletrocardiograma e manter a monitorização cardíaca contínua (iniciam-se os barulhos de *bip, bip, bip* a cada batimento cardíaco). Ao mesmo tempo, um terceiro profissional perfura uma veia do paciente para colher exames e administrar os medicamentos necessários, além de inserir um cateter nas narinas do paciente para administrar o oxigênio. Além disso, há os remédios para mastigar e engolir, que são dados aos montes.

Tudo que foi relatado no parágrafo anterior deve ser feito em até 10 minutos da chegada do paciente ao hospital.

Como já citado, será evitado, ao máximo, o uso de termos técnicos, mas, a seguir, seu uso é necessário, pois, dependendo do resultado do eletrocardiograma, o paciente seguirá por um de dois caminhos possíveis: uma intervenção de emergência ou medicação e repouso monitorizado enquanto aguarda o resultado de exames laboratoriais.

Quando o eletrocardiograma indica supradesnivelamento do segmento ST (não se preocupem com essa terminologia), isso equivale a dizer que existe uma artéria coronariana totalmente fechada. O paciente com esse quadro deve ser rapidamente tratado com medicamentos venosos (na veia) que possam dissolver o coágulo ou trombo que ocluiu a artéria (são as drogas conhecidas como trombolíticos) ou, então, ser encaminhado ao setor de hemodinâmica, onde será submetido a um cateterismo de urgência com o objetivo de desobstruir a artéria bloqueada.

Mesmo em um momento muito atribulado, que requer tomar decisões, resolver burocracias necessárias (como pedir o cateterismo de urgência e demais exames), prescrever medicações e até preencher laudos para convênios, o médico deve ser o mais humano possível, não deixando transparecer suas preocupações ao paciente – que não precisa saber dos riscos que corre nesse momento e nem levar bronca por não ter prestado atenção aos fatores de risco – ou aos familiares. Ele deve explicar os procedimentos que serão adotados de forma simples e objetiva, tomando o cuidado de ser sempre claro e amigável com a família.

Em todas e quaisquer situações e especialidades, mas especialmente na emergência, os profissionais da saúde devem cuidar não apenas do paciente, que é o foco das atenções, mas também dos familiares, por mais difícil e conturbado que o momento possa ser.

4 DEFINIÇÃO DE INFARTO E O TRATAMENTO DE URGÊNCIA

Imagine um cano responsável por levar água até um reservatório. Se esse cano for obstruído, o reservatório secará e, consequentemente, a plantação que depende dessa água morrerá.

O ser humano possui três principais artérias coronarianas que são responsáveis por levar o sangue rico em oxigênio e os nutrientes para as células cardíacas (miócitos). Em comparação, o cano corresponderia às artérias coronárias; o reservatório e a plantação, aos miócitos.

Portanto, se ocorrer obstrução da coronária, a área que recebe sangue rico em oxigênio e em nutrientes estará sujeita à morte (infarto seguido da necrose).

A oclusão da artéria tem origem em um mecanismo complexo, brevemente explicado a seguir.

Ocorre uma rachadura na superfície das pequenas placas ricas em gordura (aterosclerose) que estão depositadas nas coronárias, expondo o conteúdo que estava em seu interior, que, por sua vez, obstrui parcial ou totalmente a artéria.

Quando há esse rompimento, o organismo, para tentar manter o equilíbrio circulatório, identifica o material extravasado como algo que necessita ser estancado e, então, envia para o local inúmeras substâncias que têm a função de formar um coágulo. É basicamente o mesmo mecanismo de quando ocorre um corte, por exemplo, no braço: o organismo encaminha para a área do corte substâncias para estancar o sangramento, formando uma crosta.

Esse conglomerado de substâncias impedirá a passagem do sangue pelas coronárias da forma habitual, e a área que não está recebendo oxigênio envia ao cérebro um alerta, que será traduzido como dor.

Quando há oclusão parcial da artéria, esse evento é denominado infarto sem supra de ST. Geralmente, essas oclusões são superiores a 90% do interior do vaso e são suficientes para gerar a morte de algumas células cardíacas. A morte ou o sofrimento dessas células são expressados como dor no peito.

Quando ocorre a oclusão total da artéria logo na chegada ao PS, é possível identificar, pelo eletrocardiograma, o supradesnivelamento do segmento ST. Esses pacientes necessitam de uma conduta emergencial para salvar o máximo possível de células do coração de sua morte.

O tratamento emergencial pode ser feito com a administração de medicamentos trombolíticos (ou seja, para tratar o coágulo/trombo), que são geralmente infundidos através de uma veia no braço e circulam por todo o corpo com a função de dissolver esse coágulo (trombo). Obviamente, se essa droga circula por todo o corpo, ela pode atuar também em outros locais. O efeito colateral mais temido é o sangramento, principalmente no interior do crânio.

Outra opção de tratamento engloba o setor de hemodinâmica do hospital, onde se realiza o cateterismo cardíaco de urgência (procedimento considerado um exame invasivo, e não uma cirurgia, como muitos imaginam), seguido de coronarioplastia, também chamada de angioplastia, esta, sim, considerada uma cirurgia. Cateter é o principal instrumento usado no cateterismo e na angioplastia. Ele é composto por um tubo plástico de cerca de 0,3 mm, do qual, em uma das pontas, sai um outro tubo, mais fino ainda (com a espessura de um fio de cabelo), chamado de corda-guia. Na corda-guia, estão acoplados um balãozinho inflável e uma espécie de mola (*stent*).

O cardiologista intervencionista, com treinamento adequado, identifica o local da obstrução e, utilizando o cateter, insere a corda-guia através da artéria coronária até chegar ao local obstruído. Então, a corda-guia atravessa o trombo, de forma que o balãozinho com o *stent* é posicionado dentro do trombo. Para "quebrar" o trombo, o balão é inflado, expandindo a mola (*stent*). Nesse processo, a placa e todo o material que estão obstruindo a artéria são direcionados para as paredes da coronária, abrindo-a. Em seguida, ainda no interior da coronária, o balãozinho é desinflado e a corda-guia é retirada, deixando implantado o *stent*. Esse *stent* tem a função de estabilizar aquela região e permitir que o sangue volte a circular pela área (Figura 3).

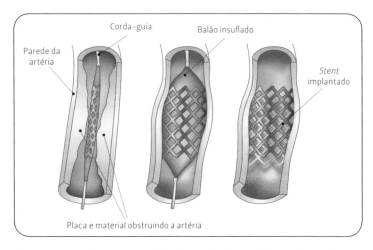

Figura 3. Sequência resumida da angioplastia: (1) corda-guia inserida na artéria coronária e posicionada dentro do trombo, atravessando-o; (2) balão inflado com *stent* sendo implantado, empurrando o material que obstruía a artéria para as suas paredes; (3) *stent* implantado e corda-guia retirada.

Mesmo quando o infarto é tratado precocemente, seja por meio de medicamentos ou da angioplastia, podem ocorrer danos à estrutura do miocárdio (músculo do coração), sucedendo-se as inevitáveis sequelas. Costuma-se dizer que "tempo é músculo", ou seja, quanto mais rápido for realizado o tratamento, menores serão as sequelas.

Danos ou morte da musculatura do coração originam áreas necrosadas, que variam de extensão conforme o tamanho da área do coração que permaneceu sem irrigação sanguínea.

Quando presentes, as sequelas derivadas da morte da musculatura do coração constituem uma síndrome que gera inúmeros sintomas e sinais no corpo: a famosa insuficiência cardíaca. A insuficiência cardíaca é uma das principais determinantes da sobrevida do paciente. Quanto maior a área afetada e piores as condições de tratamento do paciente a longo prazo, maior e mais precoce será a mortalidade.

Vale lembrar que a insuficiência cardíaca não decorre apenas do infarto. Várias outras doenças podem levar o coração a sofrer esse grave problema de saúde, que, em geral, é irreversível, porém, na maioria dos casos, passível de controle com o uso de medicamentos e intervenções.

5 INFARTO "COMPLICADO"

Em virtude do surgimento de novos medicamentos destinados a dissolver o trombo formado no interior da coronária e da maior presença do serviço de hemodinâmica nos hospitais, com capacitação dos cardiologistas intervencionistas, poucos pacientes acometidos por infarto são encaminhados ao centro cirúrgico em caráter de urgência, ou seja, logo após seu diagnóstico no pronto-socorro. Nos últimos 30 anos, o número de pacientes com infarto que percorrem o caminho do PS ao centro cirúrgico reduziu drasticamente.

No entanto, em determinadas situações, não há outra forma de tentar salvar a vida de um paciente que não seja a cirurgia logo após o diagnóstico do infarto. Em termos técnicos, esse evento é chamado de infarto com complicações mecânicas. (Tais complicações não serão aqui citadas pois não é esse o foco do livro.)

Algum desses pacientes sequer chegam com vida ao hospital; são os casos em que o familiar relata que o paciente sentiu ou estava com dores no peito e subitamente perdeu a consciência no meio do caminho. Felizmente, esses casos não são a maioria. Então, como os médicos identificam esses casos? Um dos primeiros indícios é a pressão arterial baixa. Nesse grupo de pacientes, o médico terá que redobrar sua atenção ao exame físico, que irá direcioná-lo aos exames complementares para definir se há ou não complicações que necessitam de abordagem cirúrgica de emergência.

Infelizmente, mesmo em grandes centros médicos, com setor de hemodinâmica ágil em realizar o cateterismo e com cirurgiões cardíacos experientes de prontidão, a mortalidade desses casos é muito alta, ultrapassando 30%, ao contemplar todos os pacientes que tiveram seu diagnóstico correto e foram tratados rapidamente como deveriam.

6 O MEDO DA MORTE

Imagine um bebê que, após nove meses no útero materno, com temperatura controlada, "nadando" no líquido amniótico, com luminosidade quase inexistente e poucos ruídos, sem precisar fazer força para se alimentar, de repente sai desse ambiente maravilhoso e a primeira coisa que ganha é um tapa nas nádegas para chorar e respirar. Toda a tranquilidade que até então existia acaba de uma hora para outra.

Assim como muitos pesquisadores, eu, autor deste livro, também acredito que a morte se inicia no nascimento, por mais saudável que esteja a criança. Autópsias em bebês demonstram, por meio de microscopia, depósito de placas gordurosas nas artérias coronarianas. Ou seja, de alguma forma já começamos o processo de partir dessa para uma melhor desde que nascemos.

Para muitas pessoas, morte é o fim de tudo, mas, independentemente das crenças de cada um, uma coisa é certa: pelo menos para essa passagem na vida, ela representa o fim.

De todos os pacientes acometidos por alguma doença que pode lhes levar à morte, creio que a maioria dos que têm consciência disso é vítima de infarto ou de câncer.

Acredito nisso não apenas por tudo que já presenciei, mas também porque a imensa maioria dos infartados está lúcida e, por outro lado, em inúmeras outras doenças que podem levar ao óbito, os pacientes estão com sua percepção alterada. Por exemplo, um paciente com pneumonia que necessita de intubação é mantido sedado ou, então, a própria infecção pode gerar aquilo que chamamos de *delirium*.

O medo de morrer é um sentimento que iguala as pessoas. As preocupações comuns do cotidiano, ou seja, em relação a finanças, carro, casa, bens materiais, deixam de existir. A maioria dos indivíduos, se soubesse quando vai morrer, solicitaria as coisas mais simples da vida e que, por vezes, são também as mais complexas: um abraço do filho que não vê há anos, um beijo no irmão para apagar o arrependimento por uma briga boba. Diante da morte, nos igualamos no sentido de tentar corrigir todos os erros que cometemos durante nossa passagem pela vida. No entanto, nem sempre é possível se libertar dessa maneira.

Para ilustrar isso, relatarei o caso de um paciente infartado que, aos 55 anos de idade, praticamente não tinha familiares; era viúvo e tinha um filho que morava nos EUA. Tinha muitas posses e bastante dinheiro aplicado.

Eu sempre tive o costume de, após conversar com o paciente e seus familiares, perguntar se existe algo em que ainda posso ser útil. (Não me recordo de como esse hábito surgiu, mas desconfio que talvez seja pela minha timidez em encerrar uma conversa.) No dia da conversa com esse paciente, fiz a ele essa mesma pergunta. Ele estava se recuperando muito bem de seu infarto. Em seu primeiro dia na UTI, ele praticamente já não sentia mais dores. Contudo, ele insistia, o tempo todo, para que eu convencesse seu filho a falar com ele, nem que fosse por telefone, para que pudesse se desculpar por tudo o que causara e pedir perdão.

As chances desse paciente evoluir para óbito eram pequenas, mas existiam. Por isso, não hesitei. Peguei o celular, liguei diretamente para o filho dele e expliquei a situação. Por fim, o filho concordou em falar com seu pai e, naquele momento, pensei que poderia perder meu paciente, de tão grande que foi sua emoção ao receber o perdão de seu filho. Hoje, ele e seu filho são amigos novamente e ele continua sendo meu paciente no consultório.

Essa foi uma situação extremamente gratificante para mim, pois salvei não apenas uma vida, mas também uma relação das mais sagradas que existem, a de pai e filho.

Concluo este capítulo sobre a morte citando uma famosa frase do jornalista e escritor Barão de Itararé: "O que se leva desta vida é a vida que se leva". Quando estivermos partindo ou achar que estamos, se estivermos conscientes, não pensaremos em levar nada conosco para dentro do caixão, mas nos lembraremos da vida que tivemos, dos nossos arrependimentos, daquilo que poderíamos ter feito melhor, de quem poderíamos ter amado mais ou com quem deveríamos ter brigado menos.

7 A TRANSFERÊNCIA PARA A UTI

Após a confirmação do diagnóstico e a adoção das medidas iniciais do tratamento, seja ele medicamentoso ou por meio de cateterismo e angioplastia, chega o momento de transferir o paciente para a unidade de tratamento intensivo (UTI).

Mesmo que de forma inconsciente, é inevitável que o paciente e seus familiares eventualmente pensem que "dali" ninguém sai mais.

Insensatamente, por muitos anos a UTI foi vista como um lugar para morrer. Suas instalações eram nos locais menos nobres do hospital, havia poucas janelas e os médicos eram extremamente técnicos com o paciente e seus familiares (por melhor que fosse a intenção desses profissionais). Esse contexto gerava muito conflito na cabeça dos pacientes que dependiam daquela unidade para seu restabelecimento físico.

Entretanto, há algum tempo o conceito do tratamento em unidades de terapia intensiva mudou completamente, fato já notado inclusive por pacientes e seus familiares. A intenção, ao internar um paciente na UTI, é aumentar as suas chances de recuperação, na maioria dos casos nos momentos mais difíceis de sua vida.

O paciente, então, deitado na cama e acompanhado de seus familiares, médico e enfermeiros, chega à temida UTI. Nas unidades em que não existe opção para o acompanhante permanecer junto de seu familiar, é um momento doloroso; muitos relatam que, ao se separarem de seu familiar, sentiram como se fosse a despedida final.

Ao adentrar no espaço físico da unidade, o plantonista da UTI recebe os dados fornecidos pelo plantonista do pronto-socorro e também pelos enfermeiros dos dois setores envolvidos.

Após se identificar para o paciente, o médico da UTI tira possíveis dúvidas sobre a história do paciente, tenta tranquilizá-lo, se assim for necessário, examina-o e fica à disposição para sanar possíveis dúvidas tanto do paciente quanto de seus familiares.

Muitos cabos são instalados para realizar a monitorização do ritmo cardíaco do paciente (reiniciam-se os *bip*, *bip*, *bip*), e o oxímetro é fixado ao dedo para acompanhar a saturação de oxigênio.

São realizados vários eletrocardiogramas durante o período em que o paciente permanece na UTI. Exames de sangue são colhidos e também repetidos. Ressalta-se que o acesso venoso feito (puncionado) no pronto-socorro ou mesmo na UTI não pode ser utilizado para aspirar o sangue que será encaminhado ao laboratório; todas as vezes em que é preciso repetir o exame, é feita uma nova punção.

A ansiedade dos pacientes é tamanha que, mal entram na UTI, já perguntam quando receberão alta.

A transferência da UTI para o quarto geralmente ocorre entre 48 e 72 horas após sua admissão.

A decisão de dar alta da UTI a um paciente deve obedecer, impreterivelmente, a alguns critérios – os quais tentarei explicar da forma mais simples possível. Assim, para passar da UTI ao quarto, é necessário que:

- o paciente não tenha apresentado arritmias potencialmente graves em todo o tempo que permaneceu monitorizado;
- a pressão arterial esteja controlada;
- a saturação de oxigênio esteja dentro dos níveis de normalidade;
- as enzimas cardíacas (chamadas de marcadores de necrose miocárdica) que foram dosadas desde a suspeita do infarto no PS estejam reduzindo conforme o esperado;
- o paciente esteja assintomático (sem sintomas) e sem nenhum tipo de dor no peito.

Com todos esses critérios confirmados, pode-se iniciar o processo de transferência para o quarto.

Sinto-me privilegiado por ser um dos coordenadores médicos da UTI Cardiológica do Hospital da BP – A Beneficência Portuguesa de São Paulo, que visa, além de uma melhor assistência ao paciente, a oferecer a melhor infraestrutura possível aos seus familiares. Chamamos esse propósito de humanização no atendimento, propiciando espaço para que um acompanhante permaneça ao lado do paciente 24 horas por dia se assim desejar, além de visitas multidisciplinares diárias com o coordenador da unidade e outros profissionais, como plantonista, fisioterapeuta, enfermeiro, odontologista, farmacêutico, nutrólogo e nutricionista. O ambiente da UTI da BP possui amplas janelas, poucos ruídos, temperatura controlada, televisão e acesso à internet.

Infelizmente, são poucos os hospitais que oferecem esse tipo de estrutura tanto para os profissionais de saúde quanto para os pacientes e seus familiares.

8 O QUE ESPERAR APÓS A ALTA DA UTI?

Já no quarto, após a alta da UTI, os pacientes são rodeados e paparicados por familiares e amigos.

A maioria dos pacientes se divide em dois grupos: aqueles que acharam que foi moleza e que aguentariam "mais uns dez desses" e os que parecem estar se preparando para o próximo infarto, de tão assustados que ficaram com a experiência. Estes últimos às vezes necessitam de acompanhamento com psicólogos e psiquiatras após a alta hospitalar, tamanha foi (e ainda é) sua angústia.

Entre os pacientes que têm uma evolução favorável – ou seja, aqueles que pensaram que iriam morrer, mas, após 3 ou 4 dias, já não sentem mais nada –, muitos acreditam que está tudo resolvido e não há mais nada para se preocupar.

Para todos os meus pacientes, eu tento explicar que doença coronariana é, em alguns aspectos, similar ao câncer. É similar visto que, após estabelecida, a doença coronariana é incurável e progressiva caso não sejam adotadas as medidas necessárias – assim como ocorre com o câncer.

O paciente que sofreu um infarto é, agora, um coronariopata, ou seja, um portador de lesão coronariana. Ainda que tenha sido tratado, certamente apresenta outras lesões que, se não forem bem conduzidas com medicamentos e outras medidas não farmacológicas, talvez requeiram intervenções com cirurgia cardíaca ou com angioplastia.

A doença coronariana é tratável, porém incurável. Mesmo aqueles que fizeram angioplastia, tiveram implantado o *stent* mais moderno ou foram submetidos à cirurgia cardíaca com revascularização do miocárdio (cirurgia na qual se colocam as famosas "mamárias e safenas") estão longe de serem considerados curados. Na verdade, eles se tornaram pacientes de mais alto risco.

Cardiologistas comumente dizem: "Se o que Deus colocou fecha, imagina o que o homem colocou." Ou seja: se aquilo que a natureza (ou, para os religiosos, um ser superior) criou (as coronárias com que nascemos) pode obstruir, imagine então o que foi manipulado pelo homem com *stents* ou cirurgia cardíaca. Por isso, antes de o paciente receber alta hospitalar, já devem ser iniciadas as devidas condutas e passadas as rígidas orientações sobre como deve se portar um coronariopata.

9 RETORNANDO PARA CASA

Nós, seres humanos, somos tão frágeis e – permitam-me a expressão – idiotas que só damos valor às coisas mais preciosas da vida quando as perdemos ou nos encontramos na iminência de perdê--las. É pontualmente isso que se sucede com quem passa pelo terrível estresse de estar internado, com medo de morrer.

Posso falar sobre isso com propriedade, pois já fiquei mais de uma semana internado (não por infarto) sem saber, por um bom tempo, que sequelas eu teria e o que conseguiria voltar ou não a fazer. Acreditem: no terceiro ou quarto dia de minha internação, fiquei emocionado por conseguir sentir cheiro de álcool (não estou falando de bebida alcoólica, não), pois isso significava a recuperação das minhas funções olfativas, após meu nariz e outras regiões do meu corpo serem estraçalhadas.

Na ocasião da alta hospitalar – em que o paciente e familiares estão contentes com a volta para casa –, a equipe médica fornecerá as últimas orientações e prescreverá os medicamentos que deverão ser continuados. Certamente, é um cenário de muita alegria, não apenas para o paciente e seus familiares, mas também para os profissionais que cuidaram do paciente. Apesar de todas as dificuldades para exercer a Medicina, a maioria dos médicos ainda trabalha por amor à profissão. Pessoalmente, considero a Medicina uma espécie de sacerdócio, algo supremo, não por ser superior a outras profissões, mas pelo fato de nós, médicos, sermos responsáveis por cuidar da vida. E é no momento da alta hospitalar que constatamos que o trabalho (obviamente, não apenas nosso) foi bem feito.

No próximo capítulo, será resumida a conjuntura das fases pelas quais um cardiopata enfrenta pessoalmente, englobando desde a dor que motiva o paciente a procurar um PS até as condutas pertinentes à sua alta hospitalar.

Nos capítulos subsequentes, serão discutidas as medidas de prevenção secundárias (não por serem menos importantes, pelo contrário; são chamadas de secundárias porque já ocorreu um evento cardíaco), desde as metas de cuidado da pressão arterial, do diabete (se presente) e do colesterol até o retorno gradual do paciente às suas atividades normais, como trabalho e atividade física.

10 UMA SÍNTESE SOBRE INFARTO E DOENÇAS CARDIOVASCULARES

As doenças do aparelho cardiocirculatório são as que mais matam no Brasil e no mundo, sendo o infarto e o acidente vascular cerebral (AVC) os principais representantes.

Os homens de até 50 anos de idade são mais acometidos por infarto do que as mulheres. Após essa faixa etária, a probabilidade é quase a mesma para os dois sexos, considerando-se diversos fatores.

Primeiramente, há o fato de a mulher estar cada vez mais presente no mercado de trabalho, enfrentando as mesmas pressões profissionais (talvez até mais) que os homens e passando pelo estresse do trânsito diariamente. O aumento do tabagismo, que está voltando a crescer no sexo feminino, do sedentarismo e do ganho de peso contribui substancialmente para a perda da proteção natural que a mulher possui contra as doenças coronarianas, especialmente quando chega na menopausa. Além disso, há de se considerar as leis da natureza, que ditam que os mamíferos, como os seres humanos, servem para procriar e que, portanto, são mais elementares durante o período fértil.

De qualquer maneira, após a quinta década de vida, a proteção hormonal presente na fase reprodutiva das mulheres despenca, tornando-se um grande motivo para o aumento da prevalência da doença coronariana no sexo feminino. Muitos acreditam que a mulher volta a se beneficiar dessa proteção quando recebe reposição hormonal, porém isso não é verdade. A reposição hormonal está indicada apenas para tratar os sintomas relacionados à menopausa, como fogachos, irritabilidade e ressecamento vaginal. Isso significa que a reposição hormonal deve ser prescrita pelo ginecologista, e não pelo cardiologista para reduzir os riscos cardiovasculares.

Independentemente da natureza e das circunstâncias favoráveis, via de regra o paciente acometido por infarto e com boa evolução recebe alta em aproximadamente uma semana. É nesse momento, quando ele está pronto para voltar para casa, que é preciso começar a combater os fatores de risco.

Os fatores de risco são basicamente os mesmos tanto para o AVC quanto para o infarto: sedentarismo, diabete, hipertensão arterial, colesterol alto, obesidade e tabagismo são os principais, além de outros que serão discutidos mais adiante.

Alguns fatores podem ser controlados ou abolidos, mas outros não. Por exemplo, diabete, colesterol elevado e hipertensão são passíveis de controle (já que para eles não existe cura); a obesidade e o sedentarismo podem ser abolidos (é claro que, para que isso aconteça, é preciso muita dedicação); já a história familiar de doenças como infarto e o DNA não podem ser modificados – pelo menos enquanto não desvendarem toda a sequência do DNA para corrigir as "falhas", o que não deve acontecer em um futuro muito próximo.

O tabagismo é um fator que merece destaque, pois é totalmente evitável e passível de ser abolido (especialmente para quem já teve um evento cardiovascular). Dos fatores de risco que podem ser completamente eliminados, sem dúvida o que tem maior repercussão sobre a possibilidade de um evento cardiovascular (ou um novo evento) é o uso do tabaco. Entretanto, sabe-se o quanto é difícil largar o vício e parar de fumar. Apesar de praticamente todos os pacientes que sofreram um evento cardiovascular jurarem que nunca mais vão fumar, os dados estatísticos demonstram que, em 1 ano após o evento, menos de 10% dos pacientes conseguiram sucesso sem ajuda de profissionais.

Quando um paciente retorna ao consultório pela primeira vez, cerca de 1 ou 2 semanas após o infarto, ele certamente ainda não voltou a fumar, pois o medo ainda é maior do que a dependência. A minha forma de aconselhar um paciente a parar de fumar é indicando grupos multidisciplinares especialistas no assunto, compostos por médicos, psicólogos, nutricionistas, enfermeiros e outros profissionais da área de saúde. Em qualquer lugar do mundo, é nesses grupos multidisciplinares que se obtêm os melhores resultados, com vários ultrapassando a taxa de 50% de sucesso após um ano de acompanhamento.

Vejam só, 50% de sucesso! Está provado que o tabagismo é uma doença, não apenas uma vontade ou um passatempo. Por isso não me arrisco a tratá-lo sozinho, pois a chance de sucesso é pequena e os possíveis efeitos colaterais e secundários de parar de fumar, como obesidade e irritabilidade, necessitam ser tratados por profissionais capacitados a controlá-los.

A seguir, na segunda parte deste livro, o foco será no que chamamos de prevenção secundária e nas reabilitações física, sexual e psicológica, todas com o objetivo de permitir que o paciente volte a conviver na sociedade da melhor forma possível e com segurança.

11 COMO PREVENIR OUTRO INFARTO OU EVENTO SIMILAR (PREVENÇÃO SECUNDÁRIA)

A prevenção secundária é assim chamada porque ela é aplicada após a ocorrência de um evento cardíaco. Ela engloba medidas que reduzem a probabilidade de um evento igual ou similar se repetir.

Dentre as medidas, existem as farmacológicas (com medicamentos) e as não farmacológicas (que dependem tanto da equipe multidisciplinar – médico, enfermeiro, nutricionista, professor de educação física, etc. – como da força de vontade do paciente).

Uma recomendação geral extremamente importante é que se procure sempre por um médico de confiança, seja um cardiologista ou de qualquer especialidade. A prevenção secundária abarca muitos detalhes e peculiaridades, exigindo profissionais competentes para propiciar que o paciente adote as melhores práticas visando à melhor qualidade de vida possível e à minimização dos riscos existentes.

A fim de tornar a abordagem didática, aqui as medidas serão elucidadas separadamente.

CESSAÇÃO DO TABAGISMO

Como já citado, o tabagismo deve ser considerado uma doença.

Por se tratar de um problema realmente bastante complexo, nenhum profissional de saúde sozinho tem capacidade para fazer alguém parar de fumar de forma eficaz; isso é trabalho para uma equipe multidisciplinar.

Quando se acredita que apenas o aconselhamento médico não será eficaz (o que acontece na maioria das vezes), é preciso encaminhar o paciente a programas de cessação do tabagismo. Esses programas contam com pessoal especializado na abordagem do tabagismo e são capazes de determinar em quais pacientes devem ser utilizados agentes farmacológicos, adesivos de reposição de nicotina e gomas de mascar de nicotina.

Várias reações adversas podem ocorrer, especialmente em pacientes que estão fazendo uso de medicações:

- insônia;
- boca seca;
- constipação intestinal;
- dor de estômago;
- tontura;
- ansiedade.

Além do paciente, os outros membros da família também devem ser encorajados a cessar o tabagismo, não apenas pela questão do tabagismo passivo, que poderia prejudicar a saúde do coronariopata, mas também porque, a longo prazo, é uma excelente medida para reduzir possíveis crises de abstinência tardias.

O tratamento do tabagismo com equipe multidisciplinar associado às medidas citadas anteriormente (uso de agentes farmacológicos, adesivos de nicotina, etc.) elevam a chance de sucesso para até 50%, sem recaídas em 1 ano de acompanhamento. Vale ressaltar que, mesmo com todo esse arsenal, a chance ainda é de apenas 50% de sucesso, comprovando o poder dessa doença.

O dr. Drauzio Varella, um ex-fumante que admiro muito, tem uma explicação que sempre gosto de repassar aos meus pacientes. Um dos grandes problemas do tabaco em relação a outras drogas é a facilidade de ser adquirido: se você vai à padaria, tem cigarros; se vai jogar bola, sempre tem alguém que fuma, e assim por diante. Em todos os cenários da vida, alguém estará reativando a memória sobre o cigarro. Justamente por isso, a dependência psicológica do cigarro talvez seja maior que a de outras drogas.

Os indivíduos que permanecem fumando apresentam um risco de mortalidade em torno de 5 vezes maior do que os que param de fumar. Portanto, cessar o tabagismo deve ser extremamente encorajado, pois é um fator que, se abolido, não causará mais nenhum dano – pelo menos não ao coração.

HIPERTENSÃO ARTERIAL

A hipertensão arterial é um dos mais importantes fatores para o desenvolvimento da doença arterial coronariana. Está presente em 40 a 50% dos pacientes acometidos por esse tipo de doença. A meta estabelecida para os pacientes é que os valores da pressão sejam menores que 140 x 90 mmHg (mais conhecido como 14 x 9).

A pressão arterial não controlada contribui para que o coração vá "aumentando de tamanho" (o que chamamos de insuficiência cardíaca) e para a aceleração da aterosclerose (redução do calibre das coronárias pelo depósito de gordura e outros componentes). Para se ter sucesso no controle da pressão arterial, ou seja, valores abaixo de 14 x 9, recomendam-se, além das eficazes medicações, uma alimentação pobre em sal (retirar o saleiro da mesa é uma boa dica) e a prática regular de atividade física.

DIABETE MELITO

Diabete é uma desordem metabólica complexa que origina a doença aterosclerótica no coração e em vários outros órgãos. O diagnóstico de diabete é feito por meio de exames laboratoriais.

Aproximadamente 25% dos pacientes acometidos por infarto apresentam diabete. Nesse grupo de pessoas, as obstruções são mais difusas ("espalhadas") e complexas, agravando a doença coronariana em relação ao tratamento por intervenção, seja angioplastia ou cirurgia cardíaca.

Além dos cuidados médicos, o tratamento desses pacientes exige um intenso esforço de educação em saúde e de autocuidado por parte do paciente. Para uma redução expressiva do altíssimo risco de eventos cardiovasculares futuros, o objetivo do tratamento deve ser o mais global possível, sendo fundamental o controle rigoroso do peso corporal, da glicemia, da pressão arterial e dos níveis de colesterol.

É imprescindível reduzir a ingestão de carboidratos (pães, massas) e gorduras, restringir as calorias (para aqueles que necessitam perder peso) e praticar regularmente exercícios físicos.

Vale ressaltar, ainda, que tanto a glicose alta quanto a baixa (hiperglicemia e hipoglicemia) são fatores que pioram o prognóstico (o futuro ou a previsão). Portanto, deve-se chegar às metas do controle glicêmico, porém com parcimônia para evitar a hipoglicemia.

A meta e a intensidade do tratamento devem ser individualizadas e planejadas conforme a idade e a expectativa de vida de cada paciente.

DISLIPIDEMIAS

Dislipidemias ou hiperlipidemias caracterizam-se pela presença de altos níveis de lipídeos (moléculas gordurosas) no sangue. O colesterol e os triglicerídeos são tipos de lipídeos. Por isso, as dislipidemias estão diretamente associadas ao chamado colesterol alto (hipercolesterolemia) e à hipertrigliceridemia.

No que diz respeito às prevenções primária e secundária da doença aterosclerótica coronariana, é extremamente benéfico o tratamento do colesterol alto e de suas partículas (dislipidemia). Para cada 40 mg/dL de redução do LDL (o famoso colesterol ruim), há redução de 10% na mortalidade. Na prevenção secundária – que é o foco aqui –, a meta-alvo é que os níveis estejam abaixo de 70 mg/dL.

Para obter esse resultado, além dos inúmeros medicamentos indicados, recomendam-se dieta pobre em gorduras, prática de exercícios físicos e perda de peso.

Até aqui, é notório que as medidas não farmacológicas estão presentes em todos contextos, complementando o tratamento, pois, sem elas, o alcance das metas é praticamente inviável.

OBESIDADE

A obesidade é um dos fatores de risco cruciais para a doença arterial coronariana, pois ela abarca outros problemas graves, como hipertensão, diabete e dislipidemia. Em outras palavras, pode-se dizer que a obesidade é um fator de risco independente e um fator de risco predisponente.

É cada vez maior o número de infartados obesos. Cerca de 30% dos infartados no Brasil hoje estão, pelo menos, com sobrepeso.

As evidências indicam que a relação entre sobrepeso/obesidade e risco cardiovascular depende do acúmulo de gordura intra-abdominal (ou obesidade central). De fato, existe correlação entre tamanho da circunferência abdominal, aparecimento de diabete, elevação da pressão arterial e elevação do LDL (colesterol ruim).

Outra alteração de extrema importância relacionada à obesidade é o que chamamos de estado pró-inflamatório e pró-trombótico da coronária. Isso significa que, no obeso, é mais fácil ocorrer o mecanismo inicial de rompimento da placa na coronária para gerar o infarto com a formação do trombo rico em plaquetas.

AVALIAÇÃO DO NÍVEL DE GORDURA

A Organização Mundial da Saúde (OMS) adota o índice de massa corpórea (IMC). Para saber se indivíduo está acima do peso. O cálculo é feito pela fórmula IMC = peso (kg)/altura (m)^2, cujos resultados indicam:

- subpeso: < 18,5;
- normal: 18,5 a 24,9;
- sobrepeso: 25 a 29,9;
- obesidade grave: 30 a 34,9;
- obesidade muito grave: 35 a 39,9;
- obesidade mórbida: > 40.

TRATAMENTO DA OBESIDADE

O tratamento da obesidade é um grande desafio. Primeiro, porque existem muitos fatores relacionados ao seu início. Segundo, porque depende da força de vontade do paciente em se exercitar e seguir uma dieta adequada (que, aliás, tem um custo alto).

Os tratamentos da obesidade incluem dieta com redução calórica, mudanças no estilo de vida, prática de atividades físicas e, em alguns casos, medicações e cirurgia.

A dieta pós-infarto é constituída por restrição calórica, que varia de acordo com o IMC do paciente. O objetivo é perder de 7 a 10% do peso corporal em um período entre 6 e 12 meses.

Os detalhes das medidas não serão expostos aqui, visto que a obesidade deve ser tratada por profissionais especialistas na área (endocrinologista, nutrólogo e nutricionista). Entretanto, é preciso reforçar que é fundamental mudar o estilo de vida, especialmente introduzindo a prática de atividades físicas adequadas.

Pacientes que não obtêm sucesso na dieta, nas mudanças do estilo de vida e na prática de atividade física podem, eventualmente, fazer uso de medicamentos que auxiliam na perda de peso. Alguns deles reduzem a absorção de gorduras pelo intestino quando ingeridas (portanto, o efeito colateral mais presente é diarreia, que, por vezes, ocorre sem que o paciente sequer perceba), enquanto outros atuam no cérebro, reduzindo o apetite. Estes últimos devem ser utilizados com extrema cautela em pacientes que sofreram infarto, pois podem gerar arritmias, aumento da frequência cardíaca e elevação da pressão arterial.

Ressalta-se que qualquer tipo de dieta e eventuais medicamentos devem ser prescritos por profissionais especializados nesse tipo de tratamento.

Os procedimentos cirúrgicos para redução de peso, que muitas vezes são realizados sem indicações precisas, merecem uma atenção especial, pois acarretam diversos efeitos colaterais que estarão presentes pelo resto da vida do paciente, a depender do tipo de cirurgia realizada.

As indicações clássicas para cirurgia são pacientes com IMC acima de 40 ou, então, pacientes com IMC maior que 35 e que apresentam comorbidades, como diabete e hipertensão. As cirurgias devem ser indicadas apenas quando forem esgotadas todas as tentativas de tratamentos farmacológicos e não farmacológicos. Sublinha-se que complicações cirúrgicas estão presentes em 13 a 36% dos casos, a maioria delas de grau leve e controlável.

Como toda cirurgia, existe risco de morte. Portanto, caso ela seja mesmo necessária, recomenda-se conhecer bem o cirurgião. Deve-se procurar informações sobre o profissional e a equipe que realizará a cirurgia e sempre discutir as técnicas cirúrgicas para que seja escolhida aquela que trará mais benefícios e menos efeitos colaterais.

SEDENTARISMO

O sedentarismo é um fator de risco tanto para o primeiro evento coronariano quanto para novos eventos. Suscita vários outros atributos nocivos à saúde, pois é o responsável direto pelo baixo condicionamento físico, pela redução do tônus muscular, pelo aumento de peso corporal, pela elevação dos triglicerídeos e pela redução do HDL (o chamado colesterol bom), além de comprometer também o desempenho sexual e a autoestima.

É também o ponto-chave para o aparecimento de outros fatores de risco sinérgicos, visto que o sedentário se torna obeso, que, por sua vez, fica mais predisposto a sofrer de hipertensão e diabete, precisa tomar mais remédios e, por fim, pratica menos atividade física. É o início da perpetuação de um ciclo vicioso.

Como já citado, os fatores de risco para as doenças coronarianas formam uma bola de neve, ou seja, um sempre arrasta o outro.

Um dado interessante é que a maioria dos fatores de risco pode ser favoravelmente modificada pela prática de exercícios físicos, promovendo melhor controle da pressão arterial e do diabete, diminuindo a quantidade de medicamentos em muitos casos; redução da tensão emocional, pois a atividade física funciona como uma válvula de escape para a maioria das pessoas; e melhora da função endotelial das coronárias e na produção do óxido nítrico, reprimindo a progressão da aterosclerose (o que é fantástico tanto para quem nunca sofreu evento cardiovascular quanto para os pacientes de prevenção secundária).

O sedentarismo tem tanta importância na prevenção de doenças cardiovasculares que deve ser combatido desde a infância e a adolescência, por meio do incentivo à prática de esportes e a andar de bicicleta. Já para pessoas mais idosas e com menor capacidade de executar atividades vigorosas, recomenda-se a realização de pequenos trabalhos manuais, como artesanato e crochê.

Se questionadas, todas as pessoas poderiam citar uma lista de motivos para não realizar atividade física regularmente, independentemente de idade, profissão ou local de moradia. Os mais comuns são carga horária de trabalho elevada, cansaço, falta de tempo e assim por diante. Contudo, enquanto encontramos desculpas, vamos nos tornando cada vez mais sedentários e obesos, nos alimentando cada vez mais de comidas do tipo *fast-food*.

Em minha opinião, somando os prós e os contras da realização ou não de atividade física, a balança deve pender para o lado mais importante. Sem dúvida – por mais clichê que isso seja –, o mais importante é nossa própria saúde, pois ninguém nos ama mais que nós mesmos. Se você não se amar, certamente não será capaz de amar verdadeiramente o próximo; afinal, como dar amor a uma outra pessoa se você não faz isso com você mesmo?

Portanto, meu conselho é: arregace as mangas, pois o cheiro da vitória é o de suor, e vá à luta!

Mais adiante, falaremos sobre atividade física direcionada na reabilitação cardiovascular daqueles que já sofreram eventos cardíacos.

PRESCRIÇÃO PÓS-HOSPITALAR

Neste livro, não serão detalhados os tipos e o mecanismo de ação dos medicamentos, nem as drogas de eleição para cada perfil de paciente. Esse é um assunto minucioso para quem não é médico.

Sendo assim, em relação à prescrição de medicamentos que devem ser tomados após a alta hospitalar, elucida-se que a manutenção dos fármacos adequados para cada paciente é essencial na estratégia de prevenção secundária determinada pelo cardiologista. O emprego e a adesão dos pacientes ao tratamento medicamentoso são responsáveis por cerca de 50% da redução da taxa de mortalidade nas últimas décadas.

É importante explanar que os sobreviventes da fase aguda do infarto ainda apresentam, nos meses e anos subsequentes, risco elevado tanto de reinfarto na mesma artéria que já foi acometida quanto nas demais coronárias. Esse risco existe visto que dificilmente o paciente que foi acometido por infarto apresenta lesão em apenas um local de uma coronária ou em apenas uma das coronárias.

Além disso, grande parcela dos pacientes que sofreram infarto apresenta algum grau de insuficiência cardíaca em decorrência do funcionamento inadequado da musculatura do coração que foi acometida pelo evento. Essas regiões são mais propensas a gerarem arritmias que podem levar à morte.

RETORNO ÀS ATIVIDADES SEXUAIS

A maioria dos pacientes tem uma preocupação em comum: o retorno às atividades sexuais. Mesmo que tenham acabado de ter sido internados e ainda estejam temendo a morte, eles frequentemente questionam os médicos sobre isso. Em geral, o homem é mais ansioso, mas a mulher também demonstra bastante interesse.

Não se deve menosprezar essa inquietude, pois a atividade sexual é um marcante componente da qualidade de vida e, portanto, merece destaque na discussão entre médico e paciente.

Muitas vezes, pacientes cardiopatas tornam-se temerosos de, durante o ato sexual, sofrerem um novo evento cardíaco. Como consequência, praticam sexo com menor frequência.

Outro aspecto relevante é que a disfunção erétil é mais frequente nessa população em razão de diversos fatores. Doenças preexistentes, como hipertensão arterial, diabete, dislipidemias e tabagismo, podem, em última instância, gerar disfunção endotelial, condição de extrema influência na ereção do pênis. Outro fator refere-se ao uso de medicamentos que produzem certo grau de impotência sexual, o que varia bastante de acordo com os fármacos de uso contínuo.

De qualquer forma, é justificável a atenção do cardiologista e do paciente em relação ao grau de esforço que o paciente será submetido durante a relação sexual, pois excesso de esforço pode colocar o paciente em risco.

Estudos com voluntários sadios mostram que, durante uma relação sexual, a frequência cardíaca pode chegar próximo a 200 batimentos por minuto, enquanto a pressão arterial pode subir em até 50% do valor basal (ou seja, o valor antes de iniciar a atividade sexual). Essas alterações são compatíveis com exercícios físicos de grau moderado a intenso.

O maior aumento, tanto da frequência cardíaca quanto da pressão arterial, ocorre nos 10 a 15 segundos de duração do orgasmo, com rápido retorno aos níveis basais. Homens e mulheres apresentam respostas semelhantes.

A medida clínica do exercício físico utilizada pelo cardiologista chama-se MET (equivalente metabólico do consumo de oxigênio). A atividade sexual antes do orgasmo varia de 2 a 3 METs, passando para 3 a 4 METs durante o orgasmo, o que corresponde a uma caminhada de 3 a 6 km/h em terreno plano.

Vale lembrar que pacientes sedentários e idosos apresentam maior dificuldade para atingir o orgasmo, por razões médicas ou emocionais, e consequentemente apresentam uma carga de esforço maior, assim como um maior consumo de oxigênio pelo coração.

Esses dados são bastante relevantes, pois estudos mostram que pacientes acometidos por infarto possuem uma chance 2,5 vezes maior de sofrer um novo infarto durante a atividade sexual quando não estão bem condicionados fisicamente.

Então, nesse panorama, como conduzir essa questão com o paciente para liberar seu retorno às atividades sexuais?

Antes de tudo, não existe uma conduta universal. Para tomar a decisão de liberar as atividades sexuais, eu, como cardiologista, levo em conta algumas variáveis e divido os pacientes em três grupos, como exposto a seguir.

Para os pacientes assintomáticos que apresentam ecocardiograma dentro da normalidade, solicito um teste ergométrico uma semana após a alta hospitalar. Se apresentarem capacidade funcional igual ou maior a 6 METs, estarão liberados.

Para os pacientes assintomáticos que apresentam ecocardiograma com alteração da contratilidade e certo grau de insuficiência cardíaca, solicito um teste ergométrico duas semanas após a alta hospitalar. Se apresentarem capacidade funcional igual ou maior a 6 METs, estarão liberados. Caso a tolerância esteja entre 3 e 4 METs, avaliarei caso a caso com algumas ressalvas individualmente.

Já os pacientes que não toleraram 3 a 4 METs precisarão ter um pouco de paciência, pois será necessário criar um programa direcionado especificamente para sua reabilitação antes da liberação para atividade sexual, visto que se trata de uma atividade física de grau moderado a intenso.

Medicamentos para auxiliar em casos de impotência sexual podem e devem ser utilizados, porém nunca devem ser comprados diretamente nas farmácias, sem orientação médica. Além de existirem inúmeros medicamentos que podem auxiliar, cada qual com um tempo diferente de ação no organismo, muitos dos fármacos de uso contínuo podem interagir com as drogas que tratam a impotência sexual, podendo gerar graves efeitos colaterais. Por isso, é imprescindível consultar sempre um especialista, que fará as indicações corretas de acordo com cada paciente.

Com um pouco de paciência e compreensão das possíveis limitações, o paciente certamente retornará às atividades sexuais.

Se existe uma pessoa que valoriza sua atividade sexual prazerosa é o seu cardiologista, pois o retorno a qualquer atividade física facilitará muito o trabalho do seu médico.

RETORNO ÀS ATIVIDADES FÍSICAS

Como citado anteriormente, o sedentarismo é um fator de risco que conglomera outras possíveis complicações diretamente relacionadas ao surgimento de lesões coronarianas e, consequentemente, ao infarto.

A atividade física, quando indicada e acompanhada corretamente, proporciona inúmeros benefícios a longo prazo, como ajudar no controle do hábito de fumar, da pressão arterial, do diabete, da obesidade e da capacidade sexual. Portanto, a prática regular de atividade física é muito bem recomendada.

Entretanto, a atividade física deve ser vista como a prescrição de um medicamento e ser realizada de forma individualizada, sob o cuidado de profissionais aptos para isso. Ao prescrever a prática de atividade física de forma segura, devem ser esquadrinhados, especialmente, a condição física do paciente, a presença de arritmias e os possíveis danos na musculatura do coração após o evento coronariano (infarto).

O principal objetivo do programa de reabilitação cardíaca é permitir o retorno mais breve possível do paciente à vida como um todo, a despeito de possíveis limitações físicas decorrentes do evento cardíaco.

A reabilitação proporciona alterações benéficas em todo o organismo por meio da melhora da circulação sanguínea nos membros e do aumento das fibras musculares da musculatura esquelética e de sua capacidade de extração da glicose (por isso, há melhor controle do diabete).

Após programas de treinamento adequados, o coração passa a necessitar de menos oxigênio para seu funcionamento, se for considerada a mesma carga de exercício, em comparação à situação antes da reabilitação. O treinamento pode, inclusive, melhorar o fluxo sanguíneo coronariano, efeito que pode estar relacionado à regressão da formação de placas ateroscleróticas nas coronárias.

Apesar dos reconhecidos benefícios da atividade física, há contraindicações relativas ao início de programas de reabilitação cardíaca, podendo adiá-lo. As principais e mais comuns são:

- presença de dor torácica aos esforços;
- pressão arterial descontrolada;
- arritmias não controladas.

Há também outras contraindicações mais particulares, as quais devem ser analisadas pelo médico e discutidas individualmente.

Assim, a maneira mais adequada de prescrever atividade física de forma segura é parecida com a metodologia citada no item sobre atividade sexual: realizar um teste ergométrico precoce, cerca de 10 a 15 dias após a alta hospitalar. Alguns autores recomendam o teste ainda com o paciente internado, mas eu prefiro seguir uma linha mais conservadora e minimizar os riscos.

Os principais objetivos do teste ergométrico precoce são:

- avaliação da capacidade funcional (capacidade de tolerar exercícios);
- determinação do risco para eventos futuros (por meio de alterações do eletrocardiograma, da pressão arterial e dos sintomas);
- determinação dos fatores limitantes;
- reavaliação do esquema terapêutico;
- prescrição de atividades físicas e programas de reabilitação;
- verificação da necessidade de outros exames complementares antes da liberação das atividades físicas.

Com o resultado do teste ergométrico acompanhado da história clínica, do exame físico e de outros exames complementares, os pacientes podem ser classificados em três categorias:

1. Baixo risco: assintomáticos, capacidade funcional maior que 6 METs, função do ventrículo esquerdo normal, elevação da pressão arterial apropriada ao exercício.
2. Moderado risco: função do ventrículo esquerdo no limite da normalidade e capacidade funcional maior que 6 METs, porém com arritmias no teste ergométrico com mais de 6 METs.
3. Alto risco: história de 2 ou mais infartos, sintomas relacionados à insuficiência cardíaca avançada, capacidade funcional menor que 6 METs, alterações no eletrocardiograma durante o esforço, queda da pressão arterial durante o esforço (o normal é elevar-se) e outras condições clínicas com risco de morte.

REABILITAÇÃO AMBULATORIAL

As atividades e os exercícios preconizados são determinados com base no consumo de oxigênio ou seu equivalente em METs – forma mais simples de avaliar e bastante eficaz. A classificação do risco do paciente, citado no item anterior, determina quais atividades ele pode executar.

Para pacientes de baixo risco, são recomendadas caminhadas em velocidade compatível com a capacidade funcional, com duração gradativamente crescente, iniciando com 10 a 15 minutos diariamente e podendo chegar a 1 hora. Por segurança, a intensidade do esforço não deve ultrapassar 70 a 80% da capacidade funcional determinada no teste ergométrico.

Aos pacientes de moderado e alto risco, recomenda-se que a fase inicial seja realizada por meio de um programa formal de reabilitação cardíaca supervisionada. No município de São Paulo, por exemplo, há vários centros hospitalares que oferecem esse tipo de reabilitação.

Os pacientes necessitam passar por reavaliação a cada 6 a 8 semanas, e suas novas atividades devem ser readaptadas às novas condições cardiovasculares.

SITUAÇÕES ESPECIAIS

Alguns subgrupos de coronariopatas que foram submetidos a intervenções (angioplastia ou cirurgia cardíaca com revascularização do miocárdio) podem usufruir dos mesmos benefícios da prática de exercícios físicos, porém com algumas particularidades.

Nos pacientes submetidos à revascularização miocárdica, deve-se levar em conta não apenas os dados do teste ergométrico, da história clínica e do exame físico; é preciso também aguardar a cicatrização do tórax e dos membros inferiores (local de onde podem ter sido retiradas veias safenas para realização das pontes).

Em geral, após 60 dias, os pacientes submetidos à cirurgia de revascularização miocárdica estão aptos a voltar às atividades físicas, mas, como a Medicina não é uma ciência exata, deve-se avaliar criteriosamente caso a caso.

PACIENTES IDOSOS

Os idosos geralmente não são indicados à reabilitação cardiovascular após um evento coronariano, porém, sabe-se que o aumento da tolerância ao esforço resulta em melhora na qualidade de vida, na forma física, na autoestima e na sensação de bem-estar. Portanto, não há razão para excluir "nossos vovôs" desse tipo de incentivo, inclusive porque a expectativa de vida da população vem aumentando e é cada vez maior o número de pacientes idosos independentes. Tenho um paciente de 90 anos que vem à consulta dirigindo seu próprio carro.

PACIENTES DIABÉTICOS

Os pacientes diabéticos beneficiam-se muito da atividade física regular, pois a sua prática contribui bastante para o controle glicêmico. Adicionalmente, a perda de peso é determinante para facilitar a ação da insulina produzida pelo corpo, para que ela atue no controle da doença.

Uma ressalva refere-se aos pacientes diabéticos cuja doença já gerou comprometimento visual. Nesses casos, é preciso redobrar os cuidados para evitar quedas. Também é oportuno recomendar calçados especiais para os pacientes que possuem alteração da sensibilidade dos pés em decorrência do diabete.

PACIENTES COM INSUFICIÊNCIA CARDÍACA

Portadores de insuficiência cardíaca podem apresentar redução da capacidade funcional do coração em razão da falta da área que foi acometida pelo infarto, ou seja, o coração pode perder sua função de bomba. Nesses casos, insuficiência cardíaca significa a incapacidade do coração de bombear sangue para todo o corpo conforme as necessidades, seja em situação de repouso ou de esforço.

Para a correta prescrição de exercícios para esses pacientes, pode-se também utilizar o teste ergométrico com baixas cargas. No entanto, a forma ideal de avaliar a capacidade funcional na presença de insuficiência cardíaca é por meio de testes cardiorrespiratórios, com aferição direta do oxigênio.

O treinamento físico aumenta a capacidade funcional do coração, e a magnitude desse aumento é similar e adicional à obtida com a terapia medicamentosa. O condicionamento físico induz à reversão das alterações musculares, mesmo que de forma parcial, melhorando a capacidade física.

Além disso, estudos recentes demonstram que programas de reabilitação cardiovascular em pacientes com miocardiopatia isquêmica, ou seja, insuficiência cardíaca causada por isquemia, resulta em importante aumento da expectativa de vida.

TIPOS DE EXERCÍCIOS

Em relação à mecânica muscular, os exercícios físicos podem ser classificados em dinâmicos e estáticos. Exercícios dinâmicos envolvem contrações musculares repetidas com baixa resistência (caminhar, correr, nadar). Já os exercícios estáticos demandam contrações musculares com poucas repetições e contra resistências elevadas (levantamento de peso). Na prática, a maioria dos exercícios inclui tanto os componentes estáticos quanto os dinâmicos.

Outra forma de classificar o exercício físico é por meio do tipo de metabolismo energético predominantemente utilizado, podendo ser aeróbico ou anaeróbico.

Exercícios aeróbicos compreendem atividades de baixa intensidade e longa duração, enquanto os anaeróbicos englobam atividades de alta intensidade e curta duração.

Na literatura sobre o assunto, a maioria das atividades pós--infarto envolve exercícios dinâmicos e aeróbicos, com a utilização predominante dos membros inferiores. Entretanto, dados mais recentes mostram que exercícios estáticos com membros superiores também devem ser incorporados aos programas de reabilitação, desde que sejam realizados em intensidade baixa e com número de repetições mais elevado.

Não cabe descrever, neste capítulo, os exercícios recomendados para cada caso, pois a prescrição de exercícios, ainda mais nessa situação, deve ser totalmente individualizada, levando em conta a avaliação clínica, os resultados de exames complementares (teste ergométrico, radiografia de tórax, ecocardiograma e eventualmente outros exames) e o anseio do paciente para determinado esporte ou atividade.

Assim, conclui-se que é possível prescrever, de forma eficaz e segura, qualquer tipo de exercício, desde que se pondere a estratificação do risco, a fim de minimizá-lo, e que se trabalhe junto ao paciente, visando a atender tanto seus anseios como, sobretudo, as metas do cardiologista.

PERSPECTIVAS

As perspectivas dos programas de reabilitação cardiovascular incluem:

- aumento da capacidade física;
- redução dos sintomas;
- benefício psicológico;
- auxílio no controle dos fatores de risco;
- retorno mais precoce ao trabalho;
- aumento da expectativa de vida.

É imprescindível que o cardiologista informe ao paciente que a reabilitação não se limita a programas formais e sofisticados. Ela deve incluir mudanças do estilo de vida, com o intuito de melhorar a forma de encarar os problemas, resultando em mais disposição, segurança e alegria e, consequentemente, menos medo do futuro.

Vale lembrar que, de acordo com a Organização Mundial da Saúde (OMS), saúde não é ausência de doença, mas, sim, um estado completo de bem-estar físico, mental e social.

12 MITOS E DÚVIDAS FREQUENTES

Quem possui *stent* pode passar em detector de metal ou realizar ressonância magnética?

Sim, pode tanto passar em detectores de metal quanto realizar ressonância magnética.

Na realidade, a ressonância magnética funciona como um grande ímã, por isso portadores de marca-passos mais antigos (os de última geração não apresentam mais esse problema) ou portadores de implante coclear não podem realizar o exame, em razão do material utilizado na composição desses dispositivos.

Em quais casos é indicada a cirurgia de urgência ao se diagnosticar um infarto?

A cirurgia está indicada na fase aguda do miocárdio, em situações muito específicas.

Até poucas décadas atrás, muitos pacientes subiam do PS direto ao centro cirúrgico. Em virtude dos aperfeiçoamentos das drogas para tratar o infarto e da evolução nas técnicas de implante de *stents* realizadas no setor de hemodinâmica, reduziu-se muito o número de cirurgias em casos de infarto.

Hoje, as cirurgias de urgência são consumadas apenas em pacientes que apresentam complicações mecânicas do infarto e que não podem postergar a cirurgia, ou em pacientes que tiveram complicações graves (pouco frequentes) durante a angioplastia, ou naqueles com lesões não tratáveis por angioplastia.

Deve-se tomar ácido acetilsalicílico (AAS) por quanto tempo após ser acometido por infarto?

Costuma-se perguntar, aos residentes de Cardiologia, qual droga eles elegeriam se tivessem a opção de escolher apenas uma para ser usada no infarto.

A resposta deve ser sempre ácido acetilsalicílico (AAS). Inúmeros estudos demonstram que o fármaco que mais reduz a mortalidade no infarto é o AAS.

Por isso, é recomendado que, quando se faz uma hipótese diagnóstica de infarto agudo do miocárdio (IAM) no pronto-socorro, o AAS seja administrado em até 10 minutos da chegada do paciente.

O AAS deve ser mantido indefinitivamente, exceto se houver contraindicações absolutas ao seu uso, como uma úlcera no trato digestivo com grande sangramento.

A retirada do AAS aumenta o risco de um novo evento.

Se eu sofrer um infarto em local longe de familiares, como devo proceder?

Na prática, quem cuidará de você não serão seus familiares, mas, sim, uma equipe médica.

De toda forma, não faça como meu pai, que foi dirigindo até o hospital com dores no peito, pois, eventualmente, você pode perder a consciência e o estrago será muito maior.

Se você estiver sozinho e sentir dores no peito, acione o serviço de emergência ou comunique um vizinho sobre seus sintomas e solicite que seja enviado a um hospital o mais rápido possível. Enquanto isso, permaneça em repouso.

Caso ninguém tenha o contato de seus familiares, tente deixar anotado o telefone de alguém da família em seu bolso e avise quem o estiver ajudando no momento.

O que é infarto?

Mesmo que essa pergunta já tenha sido respondida antes, é bom reforçar. Infarto é a necrose que se instala após interrupção prolongada do fluxo sanguíneo rico em oxigênio. Ou seja, infarto não é uma entidade exclusiva do coração.

Por exemplo, quando ocorre uma obstrução em um grande ramo de artérias pulmonares (tromboembolismo pulmonar), também pode ocorrer necrose de parte do pulmão (uma complicação grave dessa patologia).

Cabe aqui, também, um esclarecimento bem sutil, mas que pode ser uma dúvida de algum leitor: infarto é a mesma coisa que infarto agudo do miocárdio? Pode-se dizer que sim e não.

No momento em que o infarto está ocorrendo, ele é chamado de infarto agudo do miocárdio (IAM), ou seja, o paciente está infartando, está na fase aguda do infarto. Em termos mais técnicos ainda, o período após o acontecimento é denominado pós-infarto agudo do miocárdio (pós-IAM), ou seja, o paciente sofreu um infarto. Por isso, o título deste livro não poderia dizer apenas "infarto agudo do miocárdio", pois ele engloba todas as dimensões e os momentos de um infarto.

O que é insuficiência cardíaca? Como ela ocorre após o infarto?

Insuficiência cardíaca é uma síndrome repleta de sinais e sintomas (nem sempre presentes em todos os pacientes) que significa a incapacidade do coração de bombear o sangue para suprir as necessidades de oxigênio de todos os órgãos. Assim como ele não é capaz de bombear o sangue rico em oxigênio, ele também pode não ser capaz de bombear o sangue pobre em oxigênio. Quando há essa deficiência em relação tanto ao sangue rico em oxigênio quanto ao pobre, o quadro é denominado insuficiência cardíaca congestiva.

Quando ocorre necrose em grandes áreas do coração em decorrência do infarto, a função de "bomba" do coração pode ser prejudicada, dando início a sinais e sintomas compatíveis com a insuficiência cardíaca.

Portanto, há duas mensagens essenciais sobre infarto e insuficiência cardíaca:

- quanto mais rápido e adequado for o tratamento do infarto, menores serão as possibilidades de insuficiência cardíaca;

- quanto mais precoce for o início do tratamento da insuficiência cardíaca em decorrência do infarto (deve ser iniciado ainda no hospital), maior será a sobrevida e menores serão os sintomas dessa patologia.

Em que idade existe maior propensão para ocorrer infarto?
Embora dependa de inúmeros fatores, desde doenças preexistentes até questões ambientais, a faixa etária mais afetada é entre 40 e 70 anos de idade.

Quanto mais jovem for o paciente acometido por infarto, pior é. A possibilidade de morte em pacientes mais jovens é maior em comparação a pacientes mais velhos (como será explanado no próximo item), assim como é maior a improdutividade – e isso é um problema de saúde pública que afeta toda a sociedade, pois somos nós que pagaremos essa conta.

Em contrapartida, infarto em pessoas com mais de 75 anos de idade é, estatisticamente, mais letal, e os pacientes requerem internação mais prolongada, sofrem mais complicações infecciosas, insuficiência renal, etc.

Portanto, analisando todos os ângulos, os dois extremos das faixas etárias possuem os piores desfechos.

Pacientes mais jovens que sofrem infarto apresentam maior taxa de mortalidade?
Como citado anteriormente, os extremos das idades possuem maior risco de morte quando acometidos por infarto.

Nossas 3 principais coronárias possuem ramos e, por meio da microcirculação, todos eles estão interligados (por meio das artérias colaterais). Entretanto, apenas com o avançar da idade essas artérias colaterais começam "a se abrir" e verdadeiramente se tornar funcionantes.

Pacientes com menos de 40 anos de idade acometidos por infarto possuem maior risco fundamentalmente porque o número de artérias colaterais é muito menor do que em pacientes de maior idade. Assim, aquela área que não está recebendo sangue está muito mais propensa a necrosar, pois as chances de as artérias colaterais fazerem parte dessa irrigação são menores.

Qual é a duração da dor do infarto?

Mais relevante do que a duração da dor do infarto é saber dar importância à dor torácica que eventualmente você possa sentir.

Se sentir dores no peito, especialmente do lado esquerdo do tórax e em sensação de aperto ou facada, por vezes se irradiando para os braços, as costas e a mandíbula e com duração superior a 20 minutos, sem melhora em repouso, preste muita atenção e não fique esperando a dor passar nem inventando possíveis tratamentos. Se isso acontecer, dirija-se imediatamente a um pronto-socorro.

A pessoa que sofreu infarto pode ter uma vida normal?

Sim, especialmente se o infarto foi bem tratado e não houve sequelas (ou se elas foram mínimas).

Os maiores determinantes sobre a qualidade de vida são a presença de insuficiência cardíaca pós-infarto e as comorbidades que já estavam presentes anteriormente, mesmo que de forma silenciosa.

Certamente, com bom acompanhamento médico, todos os pacientes poderão desfrutar da vida mais normal possível, dentro de suas próprias limitações.

Apenas para ilustrar, tenho um amigo que também é meu paciente e que corre de moto comigo, dividindo frenagens a quase 300 km/h no fim da reta do Autódromo de Interlagos. Creio ser correto afirmar que ele tem uma vida normal.

A vida moderna facilita a ocorrência de infarto?

Sem dúvida, e os motivos não são poucos.

Todos nós (alguns mais, outros menos) vivemos estressados, dedicando muito tempo ao trabalho, pouco à família e praticamente nada para nós mesmos.

Nossa dieta é péssima, vivemos comendo fora de casa (especialmente no almoço) e não é fácil resistir às comidas mais gordurosas e saborosas.

A atividade física, em ordem de importância, fica em quarto ou quinto lugar, sempre longe das principais prioridades.

Realmente, vivemos tempos difíceis, porém, nesse quesito, deveríamos ser um pouco egoístas.

Alguns hábitos conseguimos mudar e outros não. Contudo, sempre somos capazes de, pelo menos, enxergar com outros olhos.

Por exemplo, eu não consigo mudar a quantidade enorme de horas que trabalho. Entretanto, consigo tornar meu ambiente de trabalho, junto das pessoas com quem convivo, mais harmonioso, amigável e respeitoso, a tal ponto que digo, sem hipocrisia, que tento exercê-la como se fosse um *hobby*, por mais estressante que seja minha profissão. Esse tipo de atitude muda completamente nossa vida.

Todos podem seguir algumas orientações simples, como:

- comer e beber água a cada 3 horas (eu sempre tenho uma barra de cereal no bolso de meu jaleco e faço do celular um alarme);
- levar comida de casa para o trabalho pelo menos alguns dias da semana (estou me esforçando!);
- evitar elevadores e usar mais as escadas (comece descendo e, depois de adaptado, comece a subir);
- esquecer os problemas do trabalho quando chegar em casa (disso eu nunca fico livre, pois meu celular vai comigo até ao banheiro, porém já me adaptei e não levo sofrimentos e amarguras);
- aproveitar o máximo de tempo possível com a família e brincar com os filhos como se fosse seu último dia de vida (e realmente pode ser);
- reclamar menos;
- praticar um esporte que seja do seu gosto, pois, assim, até sua noite de sono será mais tranquila (nisso sou péssimo, pois sofro de insônia crônica, porém durmo o suficiente para que o próximo dia seja produtivo).

Os homens são mais acometidos por infarto do que as mulheres?

Sim, os homens são mais acometidos. A cada 5 infartos, 4 ocorrem em homens. Entretanto, a tendência é que o número de infartos aumente no sexo feminino, pois as mulheres estão cada vez mais embutidas no mercado de trabalho, dividindo tantas responsabilidades financeiras e profissionais quanto os homens na maioria dos lares. Por conta disso, tendem a se tornar mais sedentárias, obesas, hipertensas e diabéticas.

Hoje, já é possível dizer que, após entrar na menopausa, os riscos de doenças do aparelho cardiocirculatório nas mulheres estão se igualando aos homens. Enquanto a mulher está no ciclo reprodutivo, os hormônios femininos a protegem de eventos cardiovasculares; depois, com o fim desse ciclo, as chances praticamente se igualam entre os sexos.

Infarto é hereditário?

Essa pergunta é bastante complexa. Não se pode dizer que passa de pai para filho, pois, se passasse, seria congênito. No entanto, uma coisa é certa: doenças com potencial de risco para o desenvolvimento de eventos coronarianos possuem relação hereditária, como hipertensão arterial, diabete e doenças do colesterol.

Por outro lado, o ambiente em que vivemos tem muita influência na possibilidade de ocorrência de doenças no aparelho cardiocirculatório, em razão de fatores como estresse, alimentação inadequada (com excesso de sal e açúcar, hábitos que podem desenvolver hipertensão e diabete mesmo sem história familiar), sedentarismo e, obviamente, tabagismo, este que é o principal fator de risco para doença coronariana e, ao mesmo tempo, totalmente modificável.

Além disso, seguramente existem inúmeros fatores de risco ainda desconhecidos ou polêmicos na gênese da doença coronariana e que são alvos de discussão em congressos e de muitos estudos.

Um fato é inegável: se seus pais foram acometidos por infarto antes dos 55 anos de idade, você possui maior risco independentemente de qualquer outro fator. Portanto, se for esse seu caso, redobre a atenção com sua saúde.

Dores nas costas e no maxilar podem estar relacionadas a infarto?

Podem, sim. Chamamos de dor típica aquela localizada no lado esquerdo do tórax, tipo opressão, com irradiação para membro superior esquerdo, duração superior a 20 minutos e com pouco alívio ao repouso.

Entretanto, assim como existe infarto sem dor, também existe infarto com sintomas atípicos.

Compartilho um caso que atendi quando eu era recém-formado. Eu estava de plantão em um PS e atendi uma jovem senhora, de aproximadamente 40 anos de idade, que reclamava de dor na região maxilar. Ela já havia passado por 2 ou 3 serviços médicos e sido dispensada de todos. Durante a consulta, também não consegui pensar em nada específico. O único fato que me chamava a atenção é que não havia nenhuma alteração no exame físico daquela área e ela não sentia dores à palpação nem à mastigação.

Como havia odontologista de plantão, pedi que a avaliasse. Após atender outros pacientes, recebi novamente essa senhora em meu consultório. Ela já havia sido liberada pelo odontologista, mas ainda não apresentava melhora da dor no maxilar. Desta vez, ela estava com um eletrocardiograma nas mãos. Por acaso, pedi para dar uma olhada e nele estava caracterizado um grande infarto. Parei tudo que estava fazendo e toda a equipe se concentrou naquele caso.

Até hoje me pergunto se foi meu anjo da guarda, ou o dela, que pediu aquele eletrocardiograma. Ela foi tratada de seu infarto e teve uma boa evolução clínica.

Como descobrir se tenho entupimento nas coronárias?

É possível avaliar obstruções nas coronárias anatomicamente por meio do cateterismo ou, mais recentemente, da angiotomografia coronariana.

Entretanto, esses exames não são prescritos para todos os pacientes que aparecem no consultório apenas por curiosidade. Primeiro, porque existe risco em ambos os procedimentos; segundo, porque a informação da anatomia coronariana não tem utilidade nenhuma sem, antes, conhecer bem o paciente.

Dr. Osler, médico canadense falecido há quase cem anos, considerado por muitos o pai da Medicina moderna, já dizia, antes ainda do surgimento dos antibióticos, que "é muito mais importante conhecer o doente que tem a doença do que a doença que tem o doente".

Ele quis dizer que tem muito mais valor conhecer o paciente como um todo, incluindo seu passado e suas comorbidades, do que conhecer pura e simplesmente a doença que ele possui.

Na verdade, o que mata o doente são, na maioria dos casos, suas comorbidades, pois, analisando bem, existe tratamento para a imensa maioria das doenças, mas, mesmo assim, morremos.

Portanto, quando o paciente não está em vigência de doença coronariana aguda, é essencial avaliá-lo bem, de forma não invasiva, antes de propriamente conhecer sua anatomia coronariana. Deve-se analisar sua história, seus sintomas, seus exames físicos e laboratoriais, seu teste ergométrico e/ou sua cintilografia miocárdica.

Não é incomum um cardiologista solicitar um cateterismo e, após receber o laudo apontando lesões coronarianas moderadas, "voltar atrás" e pedir a realização de exames para avaliar se aquelas lesões devem ou não ser abordadas por meio de outros procedimentos.

Em situações como essa, costuma-se dizer que "o carro foi passado à frente dos cavalos", ou seja, o médico pulou passos da investigação e agora será necessário realizar exames de triagem para o cateterismo, para definir o tratamento das lesões.

Em que momento do dia o infarto é mais frequente?

Entre o fim da madrugada e o início da manhã ocorre o pico de liberação de inúmeras substâncias necessárias para que tenhamos disposição para enfrentar o dia que está começando.

Várias dessas substâncias estão ligadas ao aumento da pressão arterial (o que é normal), porém, em pacientes mais predispostos a eventos coronarianos, esse pode ser o gatilho para desencadear o processo.

Após se recuperar de um infarto, é possível realizar atividades físicas intensas?

Quando alguém fala em "atividades físicas intensas", logo penso em atividades competitivas, como corridas de 5 a mais de 40 km.

A resposta é sim, desde que o paciente seja bem avaliado clinicamente, incluindo exames complementares na dimensão necessária, e apresente capacidade física para o esporte desejado.

Uma pessoa totalmente saudável pode ser acometida por infarto?

Essa é uma pergunta extremamente frequente, e sua resposta contorna dois grupos distintos.

No primeiro grupo, a pessoa era considerada saudável porque não sentia nada e sempre pensou que nunca precisaria de hospital ou de acompanhamento médico. Infelizmente, esse grupo ainda é muito frequente.

Na verdade, a maioria desses pacientes se considerava saudável porque as doenças que tinham eram silenciosas, como hipertensão arterial, diabete e dislipidemias (doenças ligadas ao distúrbio do colesterol e seus derivados).

O outro grupo de pacientes saudáveis são aqueles que fazem acompanhamento regular, sempre receberam resultados normais e, por isso, não entendem como puderam infartar.

Independentemente se há ou não fatores de risco, o acompanhamento regular e o tratamento de doenças que aumentam as chances de coronariopatia ajudam a reduzir as possibilidades de infarto (se estiver tudo bem controlado), porém não elimina todos riscos.

Infarto pode ocorrer em crianças e adolescentes?

Pode, mas é um evento muito raro. Geralmente, quando ocorre infarto nesse grupo de pessoas, existem outras doenças que atuam em todo o organismo, diferentemente do cenário de fatores de risco clássicos para infarto na população geral.

Com que frequência uma pessoa deve ir ao médico para evitar o infarto?

Antes dos 40 anos de idade, recomenda-se que qualquer pessoa vá a um cardiologista para avaliar sua capacidade física antes de começar a realizar esportes. Após os 40 anos de idade, é obrigatório dar mais atenção aos riscos de eventos coronarianos.

Todavia, a forma de planejar e o tempo entre as consultas dependerá sempre de cada caso.

13 CURIOSIDADES

GERAIS

- Nos homens, a dor torácica é o sintoma mais frequente de infarto, enquanto, nas mulheres, a fadiga e o cansaço inexplicável são mais comuns (o que dificulta algumas vezes o diagnóstico de infarto).
- Muitas vezes, sintomas inespecíficos ocorrem antes propriamente da dor torácica clássica do infarto.
- A intensidade da dor é extremamente variável entre os pacientes.
- Cerca de 30% dos infartos ocorrem sem dor, especialmente em pacientes diabéticos.

SÍNDROME DO CORAÇÃO PARTIDO OU MIOCARDIOPATIA DE TAKOTSUBO

Pode-se dizer que a síndrome do coração partido é um tipo de infarto, visto que apresenta as mesmas características de um infarto comum, como tipo de dor e alterações do eletrocardiograma e das enzimas cardíacas. Por outro lado, não pode ser chamada de infarto porque sua gênese, seu tratamento e seu prognóstico são completamente diferentes do infarto propriamente dito.

A síndrome do coração partido, também conhecida como miocardiopatia de Takotsubo, foi descrita pela primeira vez em 1990, no Japão. Desde então, essa forma de miocardiopatia tem sido cada vez mais reconhecida em todo o mundo. Takotsubo é o nome de um jarro utilizado no Japão como armadilha para capturar polvos. A doença recebeu o nome Takotsubo porque o ventrículo esquerdo dos pacientes acometidos apresenta um formato dilatado semelhante ao do jarro japonês.

Ainda é pouco conhecido o processo fisiopatológico de sua gênese, mas existem várias teorias.

Por causa do nome "coração partido", muitos pensam que sua incidência seja maior em mulheres jovens que brigam com namorados. Ela é predominante em mulheres, sim, mas a incidência é maior entre a quinta e a sexta décadas de vida.

Indivíduos com histórico de doenças neurológicas ou psiquiátricas parecem ter maior risco de desenvolver essa doença cardíaca, porém, a maior parte dos pacientes que apresenta a síndrome é composta por pessoas que não tinham nenhuma doença prévia grave.

A causa exata da síndrome do coração partido também ainda não está bem esclarecida. Não se sabe por que a doença acomete preferencialmente mulheres após a menopausa e nem por qual motivo a musculatura cardíaca do ápice e da parte central do ventrículo esquerdo são as regiões tipicamente acometidas. Imagina-se que uma onda de hormônios do estresse (como a adrenalina) liberados em momentos de grande inquietação possa ser a causa dessa miocardiopatia.

A teoria mais aceita é a de que o excesso de hormônios do estresse possa levar a uma difusa e temporária constrição das artérias do coração, provocando uma isquemia do músculo cardíaco e um quadro clínico semelhante ao infarto agudo do miocárdio.

A diferença entre os dois eventos é que, na miocardiopatia de Takotsubo, as artérias do coração não estão entupidas por placas de aterosclerose. Quando o paciente é levado para o cateterismo cardíaco, nenhuma lesão obstrutiva é encontrada nas artérias coronárias.

Muitas vezes, a síndrome do coração partido é precedida por um intenso evento físico ou emocional. Esses eventos não precisam ser necessariamente ruins. Por exemplo, uma idosa pode desenvolver miocardiopatia por estresse ao descobrir que ganhou milhões na loteria.

É importante destacar que, apesar de comum, nem todo quadro de miocardiopatia de Takotsubo está diretamente ligado a um evento estressante. Em cerca de 1/3 dos pacientes, não é possível identificar qualquer fator desencadeante.

Não existe um tratamento específico para a miocardiopatia de Takotsubo. Em geral, o tratamento é apenas de suporte, voltado para os sintomas, prolongando-se até que o músculo cardíaco tenha tempo suficiente para se recuperar, o que costuma levar de 1 a 4 semanas.

A taxa de mortalidade dessa síndrome é baixa, menor que 5%. A imensa maioria dos pacientes consegue ter uma recuperação total do funcionamento cardíaco após algumas semanas.

O fato de uma pessoa ter tido um episódio de miocardiopatia de Takotsubo após um evento estressante não significa que ela terá outro quadro semelhante caso seja exposta a um novo episódio de intensa emoção. Na maioria dos casos, a síndrome do coração partido é um evento único na vida do paciente.

Na Figura 4, nota-se que não há obstruções nas coronárias nas imagens A e B. Já nas imagens inferiores, a C representa o momento em que o ventrículo esquerdo está em diástole (momento em que ocorre seu enchimento de sangue antes de se contrair e ejetar o sangue rico em oxigênio para todo o corpo). Na imagem D, nota-se que apenas uma parte se movimentou em relação à figura anterior, formando a imagem semelhante ao jarro japonês.

TAMANHO DO SISTEMA CIRCULATÓRIO

Se fossem mensuradas todas as artérias, veias e seus ramos de um ser humano adulto, eles somariam cerca de 100.000 quilômetros (vejam a responsabilidade de quem se propõe a tratar de doenças do aparelho circulatório!). Para se ter uma ideia, o diâmetro da Terra é de "apenas" 12.742 quilômetros.

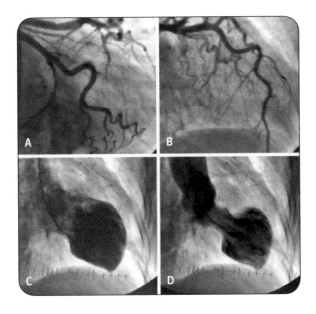

Figura 4. Síndrome do coração partido ou miocardiopatia de Takotsubo.

Fonte: arquivo pessoal.

CORPOS GRANDES TÊM BATIMENTOS COM MENOR FREQUÊNCIA

Em todo o reino animal, a frequência cardíaca é inversamente proporcional ao tamanho do corpo. Um adulto tem em média 75 batimentos por minuto; uma baleia, cerca de 5; e um rato pode ter até 1.000 batimentos por minuto.

O CORAÇÃO BATE FORA DO CORPO

O coração, mesmo que separado do corpo, apresenta batimentos cardíacos, e isso se deve ao fato de que ele é capaz de gerar seus próprios impulsos elétricos enquanto estiver recebendo oxigênio.

MÉDICOS ERRARAM SOBRE O SISTEMA CIRCULATÓRIO POR 1.500 ANOS

No século II, o médico e filósofo grego Galeno de Pérgamo criou um modelo para o sistema circulatório. Ele já sabia que existia o sangue venoso (mais escuro e pobre em oxigênio) e o sangue arterial (mais vermelho e rico em oxigênio), porém, em seu modelo o ser humano era constituído de dois sistemas, em vez de um único sistema unificado. Acreditava-se que o fígado produzia o sangue venoso e que o coração funcionava como um órgão de sucção, e não de bomba. A teoria de Galeno reinou até 1.600, quando o médico inglês William Henry descreveu corretamente o sistema circulatório.

AUTOEXPERIMENTAÇÕES

Em 1929, dr. Werner Forssmann foi o primeiro médico a introduzir um cateter dentro do coração: o seu próprio coração. Através de uma veia do braço, ele introduziu um cateter e "navegou" até o átrio direito. Naquela época, acreditava-se que era praticamente insano encostar no coração humano. Ele foi completamente humilhado e não teve prestígio algum com seu feito. Contudo, em 1956, teve seu mérito reconhecido e recebeu o Prêmio Nobel de Medicina.

O SANGUE NÃO É AZUL

O sangue humano tem diferentes cores, mas nenhuma delas é azul. O sangue rico em oxigênio, que flui através das artérias, tem coloração vermelho brilhante. Já o sangue venoso, pobre em oxigênio, que retorna ao coração através das veias, possui coloração vermelho escuro. Embora as veias pareçam azuis através da pele (especialmente em pessoas muito brancas), o sangue não é azul. Essa cor é resultado da forma como diferentes comprimentos de onda de luz penetram a pele, são absorvidos e refletem de volta para nossos olhos.

VIVER NO ESPAÇO AFETA O SISTEMA CIRCULATÓRIO

Aqui na Terra, o sangue flui em direção às pernas por causa da gravidade, mas, no espaço, o sangue flui para o peito e a cabeça. A ausência da força da gravidade faz os astronautas terem, com frequência, nariz entupido, dores de cabeça e rostos inchados. Esse deslocamento de fluidos também faz o coração aumentar de tamanho para poder lidar com a intensificação do fluxo sanguíneo na área em torno do órgão. Antes de deixar a Terra, o astronauta passa por inúmeros treinamentos de alta complexidade, dos quais grande parte relaciona-se à adaptação do sistema circulatório.

POSFÁCIO

Não consigo me recordar exatamente de quando decidi cursar Medicina. Talvez seja algo incrustado em minha alma, pois nunca cogitei ter outra profissão.

Mas há algo de especial em ser médico?

Para mim, não há dúvidas ao responder essa questão. Confesso que sou muito romântico nesse sentido e até um pouco contestável. A Medicina vai além de uma profissão; para mim, é um sacerdócio. Dentre todas as carreiras, em nenhuma outra o profissional se entrega a outra pessoa da forma como um médico o faz, cuidando da vida do outro nos momentos mais vulneráveis.

Nós, médicos, temos a obrigação de fazer sempre o nosso melhor, inclusive como forma de recompensar toda credibilidade que nos foi confiada – mesmo que o paciente "se entregue" de forma inconsciente, como acontece muitas vezes no pronto-socorro, quando ele não tem as mínimas condições de escolher quem irá lhe prestar cuidados.

Eu iniciei a minha vida na Medicina bem jovem. Aos 18 anos de idade, mudei-me para Petrópolis – RJ, a aproximadamente 1.000 km de minha cidade natal (Birigui – SP), para cursar Medicina e realizar meu sonho.

Embora se tratasse de uma grande conquista, as coisas nunca foram fáceis para mim. Durante os 6 anos de faculdade, as várias barreiras foram vencidas aos poucos, enquanto novos entraves eram colocados em meu percurso. No entanto, sempre considerei normais todas as dificuldades, desde o dinheiro sempre contado até a distância da família. Era enorme a saudade dos encontros familiares aos domingos, quando podia estar junto das pessoas mais importantes de minha vida.

Tenho a sensação de que, talvez, o que eu vivi antes de iniciar o curso de Medicina tenha me deixado mais forte e preparado para enfrentar os obstáculos vindouros.

Estudei em escolas públicas até a oitava série – não porque meus pais não pudessem pagar colégio particular, mas, sim, porque não havia outras escolas na época nas cidades em que morei. Em função de meus pais serem bancários, eu morei em diversas cidades pequenas com pouca infraestrutura, tornando-me um verdadeiro cigano.

Quando eu começava a me habituar a uma cidade nova, vinha uma transferência.

Percebi o lado bom disso quando me tornei adulto. Durante a minha infância e adolescência, tive a oportunidade de conviver com pessoas de diversos níveis de poder aquisitivo, o que foi basilar para a formação de meu caráter. Aprendi que as melhores qualidades de uma pessoa passam longe da casa que habitam, do carro que possuem e de quanto contabilizam em suas contas bancárias. O melhor das pessoas é o que elas são por dentro e o que fazem por quem está ao seu redor, sejam familiares, amigos ou desconhecidos.

Essa vivência ensinou-me muito mais do que eu poderia imaginar. Contribuiu para que eu superasse a barreira de conhecer e fazer novos amigos (hoje vejo que sou premiado por ter amigos em tantos cantos do Brasil e do mundo) e para que eu aguentasse ficar 6 anos estudando longe da família. E, indiretamente, ajudou-me a assimilar que era necessário estudar todos os dias, pois apenas vontade não leva ninguém a lugar algum. Hoje, digo aos residentes: "bons médicos possuem pernas amassadas por apoiarem nelas livros pesados e nádegas 'retas' por ficarem muito tempo sentados estudando".

O engraçado é achar que aquilo que se está fazendo no momento é a coisa mais difícil do mundo – mesmo sabendo que isso é uma condição inerente de qualquer ser humano. Antes de passar no vestibular, parecia absurdamente difícil entrar no curso de Medicina. Depois de ingressar na faculdade, parecia inviável sair dela por causa de tanta matéria e tantas novidades que surgiam a cada dia. Quando estava terminando a faculdade, não me imaginava entrando na residência médica (especialização). Durante a residência, novamente parecia que não suportaria toda a pressão de aprender sobre a especialidade para poder estufar o peito e dizer que, enfim, era um especialista.

E, então, a cada especialidade concluída, as provas de obtenção dos títulos (uma forma da Associação Médica Brasileira reconhecer que, de fato, você é especialista) pareciam inexecutáveis, pois o índice de aprovação gira em torno de 25%. Com muita luta, venci cada um dos obstáculos. Contudo, só consegui porque estudei e me dediquei muito. Apenas isso.

Nesse atribulado contexto, sem dúvida era muito mais difícil encontrar a chance de um bom posicionamento no mercado de trabalho, especialmente em São Paulo, com tantos hospitais grandes e profissionais de alto gabarito.

Quando surgiram boas opções para mim, nunca perguntei o salário que receberia ou o quanto trabalharia; apenas fui à luta. Apesar de ser jovem, certo de que ainda tenho muito a aprender, sinto-me feliz e realizado por tudo que já conquistei, em especial pelo reconhecimento e pela confiança de colegas, da equipe de trabalho e, sobretudo, dos meus pacientes. Isso não tem preço.

Após esses anos de experiência, eu posso discordar ligeiramente de um aprendizado da faculdade. Certa vez, um professor falou que "só o estudo salva". Eu tenho certeza que o estudo diário é, sim, fundamental, e por isso ainda estudo todos os dias; mas, sem dúvida, o que realmente salva é o estudo junto ao amor.

Eu tento passar essa mensagem diariamente para quem trabalha comigo. É primordial estudarmos com bastante frequência, porém, se sempre considerarmos que o paciente é um familiar nosso, a chance de cometer erros diminui muito. Ou seja, se houver amor para dar àquele ser que está à nossa frente, seja sentado, deitado, gritando de dor ou em silêncio, branco ou negro, perfumado ou não, nós, médicos, erraremos muito menos. É isso que quero dizer ao afirmar que o amor salva.

Talvez o maior aprendizado que tive e tenho todos os dias, que mais aumenta minhas chances de não errar (ou errar menos), venha por meio de meus pacientes, que me ensinam, gratuitamente e sem saber, que, somente fazendo tudo com muito amor e dedicação, posso ser útil à sociedade.

A você, que passou alguns momentos "comigo" lendo este livro, deixo um último recado (seja você um infartado ou não). Não colecione "velhos vinhos" e amarguras. Perceba que, na vida, tudo tem sua razão e seu momento para acontecer. Absorva o máximo possível de conhecimento em todos os instantes pelos quais passar. Encontre alegria nas dificuldades e valorize cada segundo ao lado de sua família, pois nunca sabemos quando chegará nosso fim.

Busque a felicidade diariamente, a qualquer custo. Procure sonhar alto e tente realizar seus desejos, por mais impossíveis que possam parecer. A grande diferença entre o sonhador e aquele que realiza o sonho é que este lutou para que acontecesse, em vez de esperar que caísse em seu colo.

A foto que finaliza este capítulo mostra uma outra forma de felicidade para mim. Talvez seja o único momento em que consigo me desligar da Medicina: em cima de duas rodas, correndo com amigos em autódromos, disputando posições e trocando tinta entre as carenagens.

Um beijo no coração de todos.

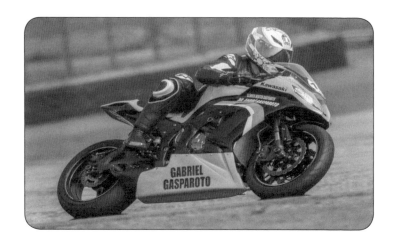

André Luís Valera Gasparoto, Autódromo de Interlagos, junho de 2016.

MENSAGEM FINAL

POR QUE TER A BP – A BENEFICÊNCIA PORTUGUESA DE SÃO PAULO COMO PARCEIRA NESTE PROJETO?

Não é frequente ver médicos escreverem livros para o público não médico.

Afinal, é difícil explicar uma doença para quem não é da área. Com este livro, creio que superei o desafio de escrever sobre Medicina de forma que qualquer leigo consiga entender.

Felizmente, cada vez mais tem surgido livros como este em praticamente todas as áreas da Medicina. Além disso, com as redes sociais e a mídia, o médico, assim como inúmeros outros profissionais, também tem à disposição novos canais de comunicação.

Em particular, acho muito interessante a aproximação do médico com o público por meio da mídia e das redes sociais, extrapolando as barreiras físicas de um consultório ou de uma conversa dentro do hospital. Isso desmistifica a profissão e esclarece à sociedade que nós, médicos, somos pessoas como quaisquer outras. Ou seja, acertamos e erramos, perdemos e ganhamos. Acima de tudo, mostra que somos seres humanos e mortais.

E o que a BP – A Beneficência Portuguesa de São Paulo tem a ver com isso?

Explico do começo.

Por volta do segundo ano na faculdade, portanto, bem antes de me formar, quando já tinha a certeza de querer ser cardiologista, a BP – A Beneficência Portuguesa de São Paulo era um sonho! Sonho que se concretizou!

Como muitos sabem, logo após me graduar em Medicina, iniciei a minha vida profissional justamente nessa instituição, onde tive a oportunidade de cumprir toda a minha formação nas especialidades que almejei.

Como se não bastasse, com a ajuda de pessoas que confiaram em mim, a BP abriu as portas para que eu pudesse desenvolver meu trabalho como médico.

Sinto-me honrado em trabalhar nessa instituição. Quando me perguntam onde eu trabalho, orgulho-me em dizer que o único local em que atuo é no Hospital BP, a principal unidade hospitalar da BP – A Beneficência Portuguesa de São Paulo. Isso porque é muito difícil um médico conseguir se manter trabalhando em apenas um hospital.

A realização do sonho de publicar este livro coincide com o momento em que a BP reestrutura sua marca, reafirmando o compromisso com a qualidade e se posicionando como um polo de saúde privado que tem ofertas segmentadas para cada tipo de público.

Esse é mais um motivo para eu me sentir privilegiado, convivendo com profissionais empenhados em oferecer saúde de qualidade para todos os segmentos da sociedade.

Espero que, com esse livro, eu tenha conseguido demonstrar meu respeito e admiração pelos excelentes profissionais que estão à minha volta, proporcionando as melhores condições para que eu desenvolva meu talento e agregue valor para essa instituição que tanto já contribuiu para a minha carreira e minha vida.